常见病症古代名家医案选评丛书

总主编　盛增秀

盛增秀全国名老中医药专家传承工作室

组织编写

黄疸医案专辑

高晶晶　编撰

人民卫生出版社

图书在版编目（CIP）数据

黄疸医案专辑/高晶晶编撰.—北京：人民卫生出版社,2017
（常见病症古代名家医案选评丛书）
ISBN 978-7-117-24895-2

Ⅰ.①黄… Ⅱ.①高… Ⅲ.①黄疸-中医治疗法-医案-汇
编 Ⅳ.①R256.41

中国版本图书馆 CIP 数据核字(2017)第 182434 号

人卫智网　www.ipmph.com　医学教育、学术、考试、健康，
　　　　　　　　　　　　　　　购书智慧智能综合服务平台
人卫官网　www.pmph.com　人卫官方资讯发布平台

黄疸医案专辑

编　　撰：高晶晶
出版发行：人民卫生出版社　（中继线 010-59780011）
地　　址：北京市朝阳区潘家园南里 19 号
邮　　编：100021
E - mail：pmph @ pmph.com
购书热线：010-59787592　010-59787584　010-65264830
印　　刷：北京铭成印刷有限公司
经　　销：新华书店
开　　本：850×1168　1/32　印张：6
字　　数：97 千字
版　　次：2017 年 8 月第 1 版　2017 年 8 月第 1 版第 1 次印刷
标准书号：ISBN 978-7-117-24895-2/R·24896
定　　价：25.00 元
打击盗版举报电话：010-59787491　E-mail：WQ @ pmph.com
（凡属印装质量问题请与本社市场营销中心联系退换）

常见病症古代名家医案选评
丛书编委会

总 主 编 盛增秀

副总主编 王 英 竹剑平 江凌圳

编 委（以姓氏笔画为序）

王 英 白 钰 冯丹丹

朱杭溢 竹剑平 庄爱文

江凌圳 李荣群 李晓寅

沈钦荣 陈永灿 高晶晶

盛增秀

学术秘书 庄爱文

涵趣内敛，尔目若养腹胀。

绵菌陈 大腹泄 赤芒 川黄柏

赤小豆 泽泻

也是山人运渠

本案由本书编委、知名书法专家沈钦荣题录

总　序

　　近代国学大师章太炎尝谓：“中医之成绩，医案最著。欲求前人之经验心得，医案最有线索可寻，循此钻研，事半功倍。”清代医家周学海也曾说过：“宋以后医书，唯医案最好看，不似注释古书之多穿凿也。每部医案中，必有一生最得力处，潜心研究，最能汲取众家之所长。”的确，医案是历代医家活生生的临证记录，最能反映各医家的临床宝贵经验，堪称浩瀚祖国医学文献中的宝中之宝，对临证很有指导意义和实用价值。如清代温病学大家吴鞠通所撰《温病条辨》，他将散见于叶天士《临证指南医案》中有关温病的理、法、方、药和经验，列成条文的形式，汇入该书之中。据不完全统计，《温病条辨》从《临证指南医案》的处方或加以化裁的约90余方，如桑菊饮、清宫汤、三香汤、椒梅汤等均是。举此一端，足见前人医案对后世影响之深远。众所周知，中医有关医案的文献资料极其丰富多彩，其中不乏医案专著，但自古迄今，国内尚缺乏一套集常见病症古代名家医案于一体并加以评议发挥的系列丛书，因而给查阅和临床参考应用带来不便，以致传统医案精华未能得到充分利用。有鉴于此，我们在深入调研、广搜文献资料基础上，精选清末（1911 年）以前（个别是清末民初）名家的医案，并加以评议，编写了一套《常见病症古代名家医案选评丛书》。

本套系列丛书，以每一病症为一单元而编成专辑，包括中风、眩晕、泄泻、肿胀、瘟疫、咳嗽、哮喘、不寐、痹证、胃脘痛、惊悸、黄疸、胸痹、头痛、郁证 15 个专辑，堪称鸿篇巨制，蔚为大观。

本丛书体例以病症为纲，将名家医案分类后归入相应专辑，每案注明出处，"评议"务求客观准确，且融以编者的心得体会和临床经验，着力阐发辨证施治要点，辨异同，明常变，有分析，有归纳，使人一目了然，从中得到启发。

丛书由全国名老中医药专家盛增秀任总主编。所在单位浙江省中医药研究院系浙江省中医药文化重点学科建设单位，又是国家中医药管理局中医文献学重点学科建设单位。大多数编写人员均长期从事文献整理研究工作，既往对古代医案的整理研究已取得了较大成绩，曾出版《重订王孟英医案》《赤厓医案评注》等书，受到读者欢迎。

本丛书具有以下几个特点：

一是本着"少而精"的原则，主要选择内科临床常见病症予以编写，这样能突出重点，实用性强。

二是本书是系列丛书，每一病症单独成册（专辑），读者既可购置全套，又可根据需求选购一册。

三是全书每则医案加"评议"，有分析，有发挥，体现出继承中有发扬，整理中见提高。

医案在很大程度上反映一个医生的技术水平和治学态度。时下，不少医生书写医案粗枝大叶，不讲究理、法、方、药的完整性和一致性。更有甚者，有些医生处方东拼西凑，喜欢开大方、开贵重药品，有失配伍法度。本丛书所选名家医案，对读者临证书写医案有重要的指导和借鉴作用，有利于提高诊疗能力和学术水平。此外，也为教学、科研和新药的开发提供珍贵的参考文献。

限于水平，书中缺点和不足之处在所难免，祈求读者指正。

盛增秀全国名老中医药专家传承工作室

2017 年 1 月

前　言

　　本书为《常见病症古代名家医案选评丛书》中的一种。黄疸是临床十分常见的一种病证，古代医家在漫长的临床实践中，对黄疸病因、病机的认识不断深入，积累了丰富的治疗经验，这宝贵的不传之秘，许多都隐藏在其医案著述中。笔者本着"少而精"的原则，从众多的古代黄疸医案中，选择其中典型案例，或辨证独具慧眼，或用药匠心独运，或案例罕见，或效果显著，对今天临床有启示和借鉴作用者，共百余则予以评议。兹将编写中的有关问题，概述于下：

　　一、每则医案的标题系编者所加，系针对该案的病种、病因、病机和治法等加以提炼而成，旨在提挈其要领，突出其特色，起到提示作用。

　　二、每案先录原文，并标明出处。根据笔者的学习心得，结合临床体会，对该案进行评议，力求评析精当，旨在阐发辨证施治要点和处方用药的特色，辨异同，明常变，有分析，有归纳，让人一目了然，从中得到启迪。

三、对少数难读难解的字和词予以注释、注音，解释力求准确妥帖，文字简洁明白，只注首见处，复出者恕不再注。

四、由于所辑医案时代跨度较大，其作者生活的地点亦不相同，因此对于同一药物，称谓不甚统一，为保存古书原貌，不便用现代规范的药名律齐。

五、文末附本书编委所撰论文 1 篇，希冀帮助读者对黄疸医案的理解，以供参考。

六、古代医案中有些药物如犀角、虎骨等现在已禁用或不用，读者可寻求替代品，灵活变通为是。

诚然，笔者在编撰本书时花了很多精力，力求保证书稿的质量，但限于水平，书中缺点和不足之处在所难免，敬请读者指正。

高晶晶

2017 年 1 月

目 录

阴黄灸药并用案

一人伤寒至八日，脉大而紧，发黄，生紫斑，噫气①，足指冷至脚面，此太阴证也，最重难治。为灸命关五十壮、关元二百壮，服金液丹、钟乳粉，四日汗出而愈。（《扁鹊心书》）

【评议】《扁鹊心书》著者窦材，南宋时人，在理论上特别强调阳气在人体中的作用，提倡治病应该以"保扶阳气为本"，在治疗上十分推崇艾灸疗法，认为"保命之法，灼艾第一，丹药第二，附子第三"，不仅从理论上做出这样的论断，而且从实践中证明自己的结论。本案伤寒发黄，脉大为劳，脉紧为寒，脾虚不能统血则生紫斑，胃虚降逆失常则噫气，阳虚失于温煦则足趾冷至脚面，实为太阴重症。命关，经外奇穴，又名食窦穴，当第五肋间隙，旁开正中线六寸，举臂取之。窦氏认为："脾为五脏之母，后天之本，属土，生长万物者也。若脾气在，虽病甚不至死"，而命关"属脾"，"能接脾脏真气"，"一切大病属脾者并皆治之"。关元，在脐下三寸，有培元固本之功。窦氏挽救危急重症，常用此二穴取效。金液

---

① 噫（ài）气：嗳气，《说文》："饱食息也。"

丹，石硫黄修治而成，时珍谓其"秉纯阳之精，赋大热之性，能补命门真火不足，盖亦救危妙药也"。钟乳粉，石钟乳修治而成，《名医别录》载其"益气，补虚损"。故灸药并用，阳气生而汗出愈。

❀ 阴黄拒灸致死案 ❀

一人患伤寒至六日，脉弦紧，身发黄，自汗，亦太阴证也。先服金液丹，点命关穴。病患不肯灸，伤寒唯太阴、少阴二证死人最速，若不早灸，虽服药无效。不信，至九日泻血而死。不听良言，往往至此，及至证变而下血，俗医犹谓硫黄热迫，痛为排挤，反用寒凉以下石，至死众口呶呶①，总咎热药之害，婆心遭谤，不一而足，然有天道，何恤人言。（《扁鹊心书》）

❀【评议】《黄帝内经》言"针所不为，灸之所宜"。灸法作为一种古老的治疗手段，与"火"的应用密切相关。火之光明、温暖、燃烧的属性，具有祛邪禳疫、温通散寒、炮生令熟的功用，灸法亦有之。时珍曰："灸之则透诸经，而治百种病邪，起沉疴之人为康泰，其功亦大矣。"相对于"针药"，灸法具有操作简便、行之有效和较高的安全性的特点，然自有禁忌。《伤寒论》有"微数之

---

① 呶呶（náo náo）：多言；喋喋不休。

脉，慎不可灸"、"火气虽微，内攻有力，焦骨伤筋，血难复也"之说，后世医家多尊崇之。本案虽非"阴虚有热"之艾灸禁忌证，但灼艾疗法，彼时多使用直接灸，常造成体肤的疼痛和灸疮化脓，一般百姓对此心存畏惧，不肯尝试，也是人情所在。与上案相类，本案亦为伤寒发黄之太阴证，从脉症来看，"弦"较"大"为实，"汗出"较"血出"为轻，但最终仍泻血而死，应如文后清代医家胡珏所论注，病家不但拒灸，而且还用了寒凉泻热之药，至死不悟，甚为可叹！

阴黄不可与凉药案

一人病伤寒至六日，微发黄，一医与茵陈汤。次日，更深黄色，遍身如栀子，此太阴证误服凉药而致肝木侮脾。余为灸命关五十壮，服金液丹而愈。伤寒发黄，虽有阴阳之异，然脾家阴湿而为阴黄者多，不可不知。（《扁鹊心书》）

●【评议】 窦氏书中有"禁戒寒凉"篇，可与本案相印证。原文谓："今之庸医执壮火食气之说，溺于滋阴苦寒之剂，殊不知邪之中人，元气盛则能当之，乃以凉药冰脱，反泄元气，是助贼害主也。夫凉

3

药不知害了多少人，若元气稍虚者，无不被凉药冰败而死，脾胃有伤，焉望其生"，"故知热之养人，时刻不可缺也。若以冷水饮入，不须三日，即为腹疼泄泻，脾虚胃败矣。故燧人立法，食必用火，万代苍生得以活命。俗医大用凉剂，譬于饮入冷水，阴害黎民，良可慨也。"所言甚是！

湿热宿谷相搏发黄案

五月避地维扬，东面里沙中一豪子，病伤寒八九日，身体洞黄，鼻目皆痛，两膊及项、头、腰皆强急，大便涩，小便如金。予诊曰：脉紧且数，其病脾先受湿，暑热蕴蓄于足太阴之经，宿谷相搏，郁蒸而不得泄，故使头面有汗，项以下无之。若鼻中气冷，寸口近掌无脉则死。今脉与证相应，以茵陈汤调五苓散与之，数日差。（《伤寒九十论》）

【评议】《诸病源候论·黄病候》云："寒湿在表，则热蓄于脾胃，腠理不开，瘀热与宿谷相搏，烦郁不得消，则大小不通，故身体面目皆变黄色。"本案伤寒发黄，表有寒则见脉紧，两膊及项、头、腰皆强急，寒主收引也；里有热则见脉数，湿热与宿谷瘀滞中焦，二便不通，故郁蒸而发黄。方用茵陈蒿汤与五苓散，俱出仲景《伤寒论》，本书著者许叔微亦收于《普济本事方》中。茵陈蒿汤（茵陈、栀子、大黄）原文谓"治胃中有热、有湿、有宿谷，相抟发黄"，为里证正治；调五苓散（猪苓、泽泻、白术、茯苓、桂）"治伤寒温热病表里未解"，"汗出即愈"，为兼顾表证。两方合用，药证相对，故数日得瘥。

瓜蒂散搐鼻治黄案

人病身体疼痛，面黄喘满，头痛，自能饮食，大小便如常，或者多以茵陈五苓散与之。予诊其脉曰：大而虚，鼻塞且烦，其证如前，则非湿热与宿谷相抟，乃头中寒湿。仲景云：疼痛发热，面黄而喘，头痛，鼻塞而烦，其脉大，自能饮食，腹中和无病，病在头中寒湿，故鼻塞，纳药鼻中则愈。而仲景无药方，其方见《外台·删繁》，证云：治天行热毒，通贯脏腑，沉鼓骨髓之间，或为黄疸，须瓜蒂散。瓜蒂（二七枚）、赤小豆、秫米（各二七枚），为末，如大豆许，内鼻中，搐鼻①当出黄水。慎不可吹入鼻中深处。(《伤寒九十论》)

夏有高师病黄证，鼻内瘆疼，身与目如金色，小

---

① 搐（chù）鼻：抽动鼻孔。搐，牵动，抽缩。

便赤涩，大便如常，则知病不在脏腑。今眼睛疼，鼻额痛，则知病在清道中矣。清道者，华盖肺之经也。若服大黄，则必腹胀为逆。当用瓜蒂散，先含水，次搐之，令鼻中黄水尽则愈。如其言，数日而病除。(《伤寒九十论》)

● 【评议】《黄帝内经》言："其高者，因而越之"。以上两案皆是脏腑无病，病在头面清窍，若按常规服用汤药，则易犯"诛伐无过"、"虚虚实实"之戒。故治用瓜蒂散搐鼻，引邪从上窍出而得解，祛邪不伤正，理精法妙，足资后人借鉴。方中主药瓜蒂，为葫芦科一年生草质藤本植物甜瓜的果蒂，《名医别录》载其"去鼻中息肉，疗黄疸"，后世医家多有用之。现代临床亦有用其末经鼻黏膜给药治疗黄疸的文献报道，一般每次0.1克，吹入鼻中几分钟后，患者便有不同程度地流出鼻液黄水，累计可至几百毫升。其药效机制，为有效成分作用于局部神经和血管分布极为丰富的鼻前庭，血管反射性扩张，渗透性增加，使体内过多的胆红素移置体外而达到治疗目的。亦有实验研究指出，甜瓜蒂素能明显降低血清转氨酶，对肝脏的病理损害有一定的保护作用，能增强细胞免疫功能，对清除肝炎病毒有重要意义。但甜瓜蒂素口服能刺激胃黏膜，作用于迷走神经，引起剧烈恶心、呕吐、腹痛、腹泻、血压下降、休克等，过量可直接作用于延髓中枢，引起呼吸、循环的麻痹而导致死亡。《神农本草经》载"病在胸腹中，皆吐下之"，故案中强调"慎不可吹入鼻中深处"，以防由鼻下咽入胃耳。

🌸 赘婿病疸案 🌸

一男子作赘，偶病疸，善食而瘦，四肢不举，面黄无力。其妇翁欲弃之，其女子不肯，曰：我已生二子矣，更他适乎？翁本农者，召婿意欲作劳，见其病甚，每日辱诟。人教之饵胆矾丸、三棱丸，了不关涉，针灸祈禳，百无一济。戴人见之，不诊而疗，使服涌剂，去积痰宿水一斗，又以泻水丸、通经散，下四五十行不止，戴人命以冰水一盂，饮之立止。次服平胃散等，间服槟榔丸，五七日，黄退力生。盖脾疸之症，湿热与宿谷相搏故也，俗谓之金劳黄。（《儒门事亲》）

🌸【评议】 初观本案"不诊而疗"，颇觉医家鲁莽托大，待想到是戴人，便又释然。《儒门事亲》著者张从正，字子和，号戴人，是中国医学史上一位风格独特的杰出人物，后世称为金元四大家之"攻邪派"。

如其在书中"汗吐下三法该尽治病诠"篇所论，认为"夫病之一物，非人身素有之也。或自外而入，或由内而生，皆邪气也"，故治病"先论攻其邪，邪去而元气自复"，常使用瓜蒂、牵牛、甘遂、大戟、芫花、大黄等峻药速攻取效。本案男子，为妇翁招赘，意欲用作田间劳力，原本身体应属不错，又是"偶"而病疸，知非久虚多病，故子和吐之、泻之，使中焦"湿热与宿谷相抟"之脾疸，由上而越，由下而竭，其人受得住猛攻，邪去而"黄退力生"。若非技高胆大，人情熟络，实难"不诊而疗"，但在今日的医疗条件和医患关系下，此法似难接受和推广。

❀ 仆役病疸案 ❀

朱葛周、黄、刘三家，各有仆病黄疸。戴人曰：仆役之职，饮食寒热，风暑湿寒，寻常触冒也，恐难调摄，虚费治功。其二家留仆于戴人所，从其饮饵，其一仆，不离主人执役。三人同服苦散以涌之，又服三花神祐丸下之，五日之间，果二仆愈而一仆不愈，如其言。(《儒门事亲》)

● 【评议】 张子和虽号称"攻邪派"，但并非只知攻邪，不知养正。从本案可以看出，子和亦注重调摄，只是治病以攻为先。尝谓："夫养生当论食补，治病当论药攻"，"余虽用补，未尝不以攻药居其先，何也？盖邪未去而不可言补，补之则适足资寇。病蠲之后，莫若以五谷养之，五果助之，五畜益之，五菜充之，相五脏所宜，毋使偏倾可也"。故二仆留于子和处，从其饮食，安心调养，五日得愈，另一仆仍追随主人左右，执役劳倦，虽是同病同治，由于调摄的不同，转归亦不同。故治病救人，必当体察人情，思虑周全，而病家亦须配合，方能不失其功。案虽如此，但对于不能静养之另一仆，在今日看来，若不行子和吐下猛攻之法，而以常法消息之，病或得愈，亦未可知。

🌸 女子病黄喜食异物案 🌸

菜寨一女病黄，遍身浮肿，面如金色，困乏无力，不思饮饵，惟喜食生物泥煤之属。先以苦剂蒸饼为丸，涌痰一碗。又以舟车丸、通经散，下五、七行如墨汁。更以导饮丸，磨食散气，不数日，肌肉如初。（《儒门事亲》）

🌸【评议】 本案之治与前两案大同小异，子和行"吐法"，所谓涌剂、苦散、苦剂，皆三圣散、瓜蒂散、茶调散之属，多以瓜蒂入方，"下法"，如舟车丸、浚川散、导饮丸、泻水丸、通经散、神祐丸等，多以牵牛、甘遂、大戟、芫花、大黄等择取入方，作用于胃肠道，引起呕吐、腹泻，常常是大涌痰水，大下污秽，收"邪去病退"之速效，再以药食调理而安。惟本案女子喜食生物泥煤之属，应为痞积虫积发黄，与黄疸症相似，但眼目应如故，可作为鉴别诊断与参考，故亦收入黄疸案中。所用方药同时具有去积杀虫之效，达异病同治之功。

❊ 湿热盛遍身发黄大下之愈案 ❊

安喜赵君玉为掾省日，遍身发黄，往问医者。医云：君乃阳明证。公等与麻知几，皆受训于张戴人，是商议吃大黄者，难与论病。君玉不悦，归，自揣无别病，乃取三花神祐丸八十粒，服之不动。君玉乃悟曰：予之湿热盛矣，此药尚不动。以舟车丸、浚川散作剂，大下一斗，粪多结者，一夕黄退。君玉由此益信戴人之言。（《儒门事亲》）

❊【评议】　此案为子和弟子赵君玉患黄，依师法自治而愈，原无需多言，但观案中其他医者的态度，不禁让人想起子和"高技常孤""群言难正"之慨，心生叹息。医之术，性命所系，正如其言"补者，人所喜；攻者，人所恶。医者，与其逆病人之心而不见用，不若顺病人之心而获利"，更何况"庸工之治病，纯补其虚，不敢治其实，举世皆曰平稳，误人而不见其迹"，病人"虽死而亦不知觉"。当今之世，中医开太平方度日者甚多，子和之术不传久矣。曾有人毁子和医杀数人，遂辞太医之职私遁而去。若其术果真杀人，偶中或可，必不能一验再验，而使众弟子敬信有加，常伴左右。

湿热黄疸本虚标实案

戊申六月初，枢判白文举，年六十二，素有脾胃虚损病，目疾时作，身面目睛俱黄，小便或黄或白，大便不调，饮食减少，气短上气，怠惰嗜卧，四肢不收。至六月中，目疾复作，医以泻肝散下数行，而前疾增剧。予谓大黄、牵牛，虽除湿热，而不能走经络，下咽，不入肝经，先入胃中。大黄苦寒，重虚其胃，牵牛其味至辛，能泻气，重虚肺本，嗽大作，盖标实不去，本虚愈甚。加之适当暑雨之际，素有黄症之人，所以增剧也。此当于脾胃肺之本脏，泻外经中之湿热，制清神益气汤主之而愈。

清神益气汤

茯苓　升麻以上各二分　泽泻　苍术　防风以上各三分　生姜五分

此药能走经，除湿热而不守，故不泻本脏，补肺与脾胃，本中气之虚弱。

青皮一分　橘皮　生甘草　白芍药　白术以上各二分　人参五分

此药皆能守本而不走经，不走经者，不滋经络中邪，守者能补脏之元气。

黄柏一分　麦门冬　人参以上各二分　五味子三分

此药去时令浮热湿蒸。

上件锉如麻豆大，都作一服，水二盏，煎至一盏，去渣，稍热，空心服。

火炽之极，金伏之际，而寒水绝体，于此时也。故急救之以生脉散，除其湿热，以恶其太甚。肺欲收，心苦缓，皆酸以收之，心火盛，则甘以泻之，故人参之甘，佐以五味子之酸，孙思邈云：夏月常服五味子，以补五脏气是也。麦门冬之微苦寒，能滋水之源于金之位，而清肃肺气，又能除火刑金之嗽，而敛其痰邪。复微加黄柏之苦寒，以为守位，滋水之流，以镇坠其浮气，而除两足之痿弱

也。(《脾胃论》)

❀【评议】 农历六月，时当长夏，湿热蒸炽，其人又素有脾胃虚损，内外交迫，病发疸症，身目俱黄。热伤气，湿困形，故见气短、食少、怠惰嗜卧、四肢不收。又以目疾，服峻下药，重伤元气，不但前疾增剧，再添嗽作，乃天暑火热刑伤肺金。治用"清神益气汤"，李东垣立此方以三步，层层迭进。首先，除湿热之标实而不伤正，用淡药渗之，茯苓、泽泻也，风药行之，升麻、苍术、防风、生姜也；继以补脾胃之本虚、消纳呆，用补药益之，人参、白术、白芍、甘草也，辛药动之，青皮、陈皮也；最后，顾时令而救急，用生脉散，滋水之源，除火刑金，微加黄柏，镇坠浮热湿蒸，丝丝入扣，法度森严。本方当与东垣另外两首名方"补中益气汤"和"清暑益气汤"相参见，"补中益气汤"功专补脾胃，重加黄芪，"清暑益气汤"则在此基础上加用除湿热、顾时令之药，立方旨意与本方极为相似，但用药稍有别耳。

❀ 老妇寒湿发黄案 ❀

戊申春，一妇人六十岁，病振寒战栗，_{太阳寒}

水客也。呵欠嚏喷，足少阳溢也。口亡津液，足阳明不足也。心下急痛而痞，手少阴受寒也，故急痛，足太阴血滞为痞。身热近火，热在皮表，寒在骨髓，亦有振寒战栗也。脐下恶寒，丹田有寒也。浑身黄而白睛黄，寒湿也，以余证之知其寒也。溺黄赤而黑，频数，寒湿盛也。自病来，身重如山，便着床枕。至阴湿盛也。其脉诊得左右关并尺命门中得弦而急极细，杂之以洪而极缓，弦急为寒，加之以细，细者北方寒水，杂以缓甚者，湿胜出黄色也，又洪大者，心火受制也。左手控之至骨，举指来实者，壬癸俱旺。六脉按之俱空虚，下焦无阳也。先以轻剂去其中焦寒湿，兼退其洪大脉，理中汤加茯苓是也。

理中茯苓汤

白术　干姜　炙甘草　人参　茯苓除寒湿，各三钱

上件为细末，每服秤二钱，水一盏半，煎至一盏，冰之，令寒服之，谓之热因寒用，其寒以对足太阳之假热也。以干姜之辛热，以泻其真寒也。故曰：真对真，假对假。若不愈，当以术附汤，冰之令寒，以补下焦元气也。（《东垣试效方》）

❋【评议】　本案症、因、脉、治俱详，《伤寒论》有"伤寒发汗已，身目为黄，所以然者，以寒湿在里不解故也，以为不可下也，于寒湿中求之"，然有论

无方。此处用"理中茯苓汤"，以干姜驱寒，茯苓逐湿，人参、白术、甘草补脾胃，专事温补，未用茵陈等利湿退黄之剂，堪称契合经旨，紧扣病机，药精力专，特色鲜明。李东垣号称金元四大家之"补土派"，其学术十分重视脾胃在人身的作用，认为"人以胃气为本，盖人受水谷之气以生"，"真气，又名元气，乃身之精气，非胃气不能滋之"，"脾胃之气无所伤，而后能滋养元气"，"脾胃之气下流，使谷气不得升浮，是生长之令不行，则无阳以护其荣卫，不任风寒，乃生寒热，皆脾胃之气不足所致也"，常用人参、黄芪、白术等"甘温之剂"，"补其中，升其阳"，并"大忌苦寒之药泻胃土"。故后世有"东垣之医，医之王道也，有志于医者，必尽读东垣之书，而后可以言医"之赞誉，盛名之下无虚士也。

🏵 脾伤湿热谷疸案 🏵

完颜正卿丙寅二月间，因官事劳役，饮食不节，心火乘脾，脾气虚弱，又以恚怒，气逆伤肝，心下痞满，四肢困倦，身体麻木。次传身目俱黄，微见青色，颜黑，心神烦乱，怔忡不安，兀兀欲吐，口生恶味，饮食迟化，时下完谷，小便癃闭而赤黑，辰巳间发热，日暮则止，至四月尤盛。其子以危急求予治之，具说其事。诊其脉浮而缓，《金匮要略》云：寸口脉浮为风，缓为痹，痹非中风。四肢苦烦，脾色必黄，瘀热以行。趺阳脉紧为伤脾，风寒相搏，食谷则眩，谷气不消，胃中苦浊，浊气下流，小便不通，阴被其寒，热流膀胱，身体尽黄，名曰谷疸。宜茯苓栀子茵陈汤主之。

茯苓栀子茵陈汤

茵陈叶_{一钱} 茯苓_{去皮，五分} 栀子仁 苍术_{去皮，炒} 白术_{各三钱} 黄芩_{生，六分} 黄连_{去须} 枳实_{麸炒} 猪苓_{去皮} 泽泻 陈皮 汉防己_{各二分} 青皮_{去白，一分}

上十三味㕮咀，作一服，用长流水三盏，煎至一盏，去渣，温服，食前。一服减半，二服良愈。

《内经》云：热淫于内，治以咸寒，佐以苦甘。又湿化于火，热反胜之，治以苦寒，以苦泄之，以淡渗之。以栀子、茵陈苦寒，能泻湿热而退其黄，故以为君。《难经》云：井主心下满，以黄连、枳实苦寒，泄心下痞满；肺主气，今热伤其气，故身体麻木，以黄芩苦寒，泻火补气，故以为臣。二术苦甘温，青皮苦辛温，能除胃中湿热，泄其壅滞，养其正气。汉防己苦寒，能去十二经留湿，泽泻咸平，茯苓、猪苓甘

平，导膀胱中湿热，利小便而去癃闭也。（《卫生宝鉴》）

● 【评议】 本案先由饮食劳倦，损伤脾胃，又以恚怒伤肝，肝气横逆，再犯脾胃，故见心下痞满，《难经》所谓"井主心下满"，"井"即指厥阴肝木为病；四肢困倦，身体麻木，俱为脾胃气虚之象；又有心火扰神，故见心神烦乱，怔忡不安；脾胃虚弱，纳谷不消，水湿不运，终致湿久化火，瘀热以行，发为谷疸，身目俱黄。《金匮要略》为方书之祖，所载方论，后世常奉为临证治病之圭臬，本案不但引其原文，"茯苓栀子茵陈汤"方中之君药茵陈、栀子，即取于"黄疸病脉证并治第十五"篇中谷疸所用的"茵陈蒿汤"。全方以茵陈、栀子、黄连、黄芩泄热，茯苓、猪苓、泽泻、防己渗湿，苍术、白术补脾胃，青皮、枳实消谷气，看似多用苦寒药，其实不然。《卫生宝鉴》著者罗天益，为"补土派"李东垣的关门弟子，深得其师真传，贯彻"内伤脾胃，百病由生"之旨，始终以顾护脾胃为本，苦寒之药虽多，剂量却小，补脾胃之药虽少，剂量则重，用"茵陈蒿汤"，又去掉其中的大黄，足见其中深意！

小儿阳黄足痿案

一小儿身体蒸热，胸膈烦满，皮肤如渍橘之黄，眼中白睛亦黄，筋骨痿弱，不能行立。此由季夏之热，加以湿气而蒸热，搏于经络，入于骨髓，使脏气不平，故脾遂乘心，湿热相和而成此疾也。盖心火实，则身体蒸热，胸膈烦满，脾湿胜，则皮肤如渍橘之黄。有余之气，必乘己所胜而侮不胜，是肾肝受邪，而筋骨痿弱，不能行立。《内经》言：脾热者，色黄而肉蠕动，又言湿热成痿，信哉斯言也。此所谓子能令母实，实则泻其子也。若脾土退其本位，肾水得复，心火自平矣。又《内经》曰：治痿独取于阳明，正谓此也。予用加减泻黄散主之。

加减泻黄散　此药退脾土，复肾水，降心火。

黄连　茵陈各五分　黄柏　黄芩各四分　茯苓　栀子各三分　泽泻二分

上㕮咀，都作一服，水一大盏，煎至六分，去渣，稍热服。后一服减半，待五日再服而良愈。

论曰：《内经》云：土位之主，其泻以苦，又云：脾苦湿，急食苦以燥之，故用黄连、茵陈之苦寒，除湿热为君。肾欲坚，急食苦以坚之，故以黄柏之苦辛寒，强筋骨为臣。湿热成烦，以苦泻之，故以黄芩、栀子之苦寒，止烦除满为佐。湿淫于内，以淡泄之，故以茯苓、泽泻之甘淡，利小便，导湿热为使也。（《卫生宝鉴》）

● 【评议】 季夏即长夏，夏季的最后一个月，时当三伏，大小暑节气，小儿稚阴稚阳之体，不耐炎暑，感之则易发病。又湿气得炎热而蒸腾，湿热弥漫三焦，不但发为阳黄，而且搏于经络，入于骨髓，致儿足痿，不能行立。《黄帝内经》言"湿热不攘，大筋𫘤短，小筋弛长，𫘤短为拘，弛长为痿"，又"热舍于肾，肾者水脏也，今水不能胜火，则骨枯而髓虚，足不任身，发为骨痿"。宋以来，运气学说列为官学，医家常用五行生克乘侮之论，阐述病机，指导用药，读来颇觉迂绕。本案大旨以火生土、土克水、水克火来演绎，只要抓住湿热阳黄，并发足痿，热重于湿，用加减泻黄散，泻脾土湿壅热遏之盛实即可。

🎔 凉药过剂致阴黄案 🎔

至元丙寅六月，时雨霖霪，人多病瘟疫。真定韩君祥，因劳役过度，渴饮凉茶，及食冷物，遂病头痛，肢节亦疼，身体沉重，胸满不食。自以为外感伤，用通圣散两服，药后添身体困甚，方命医治之。医以百解散发其汗，越四日，以小柴胡汤二服后，加烦热躁渴，又六日，以三一承气汤下之，躁渴尤甚，又投白虎加人参、柴胡饮子之类，病愈增。又易医，用黄连解毒汤、朱砂膏、至宝丹之类，至十七日后，病势转增传变，身目俱黄，肢体沉重，背恶寒，皮肤冷，心下痞硬，按之而痛，眼涩不欲开，目睛不了了，懒言语，自汗，小便利，大便了而不了，命予治之。诊其脉紧细，按之虚空，两寸脉短，不及本位。此证得之因时热而多饮冷，加以寒凉药过度，助水乘心，反来侮土，先囚其母，后薄其子，《经》云：薄所不胜，乘所胜也。时值霖雨，乃寒湿相合，此为阴证发黄明也。予以茵陈附子干姜汤主之。

《内经》云：寒淫于内，治以甘热，佐以苦辛。湿淫所胜，平以苦热，以淡渗之，以苦燥之。附子、干姜，辛甘大热，散其中寒，故以为主。半夏、草豆蔻辛热，白术、陈皮苦甘温，建脾燥湿，故以为臣。生姜辛温以散之，泽泻甘平以渗之，枳实苦微寒，泄其痞满，茵陈苦微寒，其气轻浮，佐以姜附，能去肤腠间寒湿而退其黄，故为佐使也。煎服一两，前证减半，再服悉去。又与理中汤服之，数日气得平复。或

者难曰：发黄皆以为热，今暑隆盛之时，又以热药治
之，何也？予曰：理所当然，不得不然。成无己云：
阴证有二，一者始外伤寒邪，阴经受之，或因食冷
物，伤太阴经也；二者始得阳证，以寒治之，寒凉过
度，变阳为阴也。今君祥因天令暑热，冷物伤脾，过
服寒凉，阴气大胜，阳气欲绝，加以阴雨，寒湿相
合，发而为黄也。仲景所谓：当于寒湿中求之，李思
顺云：解之而寒凉过剂，泻之而逐寇伤君，正以此
也。圣圣之制，岂敢越哉？或者曰：洁古之学，有自
来矣。

茵陈附子干姜汤　治因凉药过剂，变为阴证，身
目俱黄，四肢皮肤冷，心下痞硬，眼涩不欲开，自利
蜷卧。

附子炮，去皮脐，三钱　干姜炮，二钱　茵陈一钱二分
白术四分　草豆蔻面裹煨，一钱　白茯苓去皮，三分　枳实
麸炒　半夏汤泡七次　泽泻各半钱　陈皮三分，去白

上十味㕮咀，为一服，水一盏半，生姜五片，煎
至一盏，去渣，凉服，不拘时候。（《卫生宝鉴》）

❀【评议】　病之初，头身疼痛，乃食凉饮冷，因
寒而痛；身体沉重，胸满不食，乃饮食劳倦，损伤脾
胃，因虚而作。本属内伤，为太阴寒证，温之、补之
可也，却自以为外感里实，用通圣散，解表通里，重

虚内外，致身体困甚，前后二医，更复汗之、下之、清之、镇之，仲景所谓"一逆尚引日，再逆促命期"，变生少阴寒证，亡阳欲脱，病势危重。本案时当六月，暑雨之际，非病湿热发黄，反得寒湿发黄，医者误用凉药所致也，寒重于湿，故急以附子、干姜为君，回阳救逆，再用茵陈等药，祛湿退黄，轻重缓急之拿捏，甚是妥当！

🌺 黄疸误治作疟案 🌺

一人年逾四十，形瘦色紫淡，素劳伤脾，予令常服参苓白术散获安。住药一年，复劳，饮冷酒不爽，是夜头又被湿，遂致身冷不安，早起面目俱黄。医用零筋草根酒煎服之，吐泻大作。又加姜煎，则心热膈壅，不进饮食，大便秘结，疟作，胸膈痞塞，粥饮不入，食此汤则嗳此气，呕逆吐涎，意向甚恶。予诊左脉浮濡无力，肝脉颇弦，右脉肺部濡散，脾部浮微，二部脉皆似有似无，或呼吸相引，又觉应指。曰：此脾虚之极也。初因劳热饮冷，头又被湿，内热因郁，故发为黄。若用搐药以泄上焦湿热，则黄自退。乃用草药酒煎，湿热虽行，而脾气存也几希。且勿治疟，当用补脾为急。用人参（五钱）、橘红（一钱），时

时煎汤呷之，令其旦暮食粥，以回胃气。彼如所言，旬余乃愈。(《石山医案》)

❋【评议】《黄帝内经》言"脾主为胃行其津液者也"，本案脾素有伤，劳倦饮冷再伤，不能为胃行其津液，则谷气不消，胃中苦浊。头又被湿，浊气为湿气所困，郁而发黄，见于面目。此时，若与瓜蒂散等搐药，泄上焦湿热，则头面之黄可退。医者却与之苦寒草药，伤脾败胃，致吐泻大作，仍不知误，又加姜煎，致心热膈壅，变证蜂起。脾之气则数伤而无存，意向甚恶。故其治，急以大剂人参补脾为先，时时煎饮，又旦暮食粥，以回胃气。如此经意调摄，才得旬余乃愈，知脾虚之极也。

❋ 伤寒发黄用小陷胸汤案 ❋

工部郎中郑君患伤寒，胸腹满，面色黄如金。诸翰林医官商议略不定，皆曰：胸满可下，然脉浮虚。召孙至，曰：诸公虽疑，不用下药，郑之福也，下之必死。某有一二服药，服之必瘥。遂下小陷胸汤，寻利，其病良愈。明日面色改白，语曰：孙尚药乃孙真人后身耶？

或问曰：伤寒至于发黄，病亦甚矣，小陷胸汤何效速也？瓘曰：湿热甚者，则发黄，内热已甚，复被火者，亦发黄也。邪风被火热，两阳相熏灼，其身必发黄。此太阳标与少阳经所传者，正在心下，故胸满，结之浅也，是为小结胸。且脉浮，阳脉也，虚阳在上，不可下，宜小陷胸汤和之。黄连、栝蒌苦寒，而泻热散结，半夏辛温，又以之结^{瑈按：结字上当有散字。}而燥湿理逆，病虽甚而结之浅，故以缓轻之剂除之。（《名医类案》）

❋【评议】　本案伤寒发黄，胸腹满，用小陷胸汤而愈，知为小结胸病之痰热互结于心下，故以黄连清热、半夏涤痰、瓜蒌开结，黄亦随之而去。因其脉浮虚，知为正气不足，故曰不可下，下之恐见虚脱。《伤寒论》原文就有"结胸证，其脉浮大者，不可下，下之则死"之戒，死生一念间，临证自当慎之又慎！

🏵 伤寒发汗不彻留热致黄案 🏵

《衍义》：一僧因伤寒发汗不彻，有留热，身面皆黄，多热，期年不愈。医作食黄治之，治不对，病不去。问之，食不减，寻①与此药。服五日，病减三分

———————————
① 寻：顷刻，不久。

之一，十日减三分之二，二十日病悉去。方用山茵陈、山栀子（各三分）、秦艽、升麻（各四钱），末之，每用三钱，水四合，煎及二合，食后温服，以知为度。（《名医类案》）

【评议】 伤寒发汗不彻，表邪未尽去，羁留肤腠间，热不得越，郁而发黄。食不减，知脏腑无病，病在肌表。仲景曰："然黄家所得，从湿得之。"本案发黄期年不愈，多热，热必兼湿，热得湿而胶着愈炽，故重用风药，除在表之风湿热也。秦艽，祛风湿热要药，《名医别录》载其"疗风无问久新"；升麻，发散风热药，张元素称其"去皮肤风邪，解肌肉间风热"。风能胜湿，热随湿去，则黄退而病愈。

谷疸后雀目蛊胀案

虞恒德治一人，年三十余，得谷疸症，求治。以胃苓汤去桂，加茵陈数十帖，黄退。自以为安，不服药。十数日后，至晚，目盲不见物。虞曰：此名雀目，盖湿痰盛，而肝火有余也。用豮[1]猪肝煮熟，和

---

　　[1] 豮（fén）：阉割过的猪。《易》："豮豕之牙"，刘表注："豕去势曰豮"。

夜明砂作丸服之，目明如故。来谢，虞曰：未也，不早服制肝补脾消痰之剂，必成蛊胀。疸成蛊胀。伊不信，半月后，腹渐胀痞满，复求治，仍以胃苓汤倍二术，加木通、麦冬煎汤，下褪金丸，一月而安。（《名医类案》）

● 【评议】　疸后蛊胀，多有论述，疸后雀目，甚为少见。雀目，即夜盲，白天正常，黄昏光线渐暗则视物不清，因麻雀等某些鸟类系先天夜盲，故古人称为"雀目"。人类在强光下的颜色视觉，由视网膜圆锥细胞产生，弱光下的暗视觉，由视网膜杆状细胞产生。因杆状细胞本身病变，或杆状细胞合成视紫红质原料的缺乏，造成暗视觉损伤，前者为先天性、获得性夜盲，后者为暂时性夜盲。本案患者谷疸，知其脾伤，谷气不消，运化失常，饮食精微不能很好地输布全身，引起视紫红质原料维生素 A 的缺乏。猪肝和夜明砂，都是古代治疗雀目的常用药，用的是"取象比类"的思维方法，并经临床验证。现代研究则认为，猪肝内富含维生素 A，可食补以治疗夜盲，而夜明砂机制不明。有学者指出夜明砂为蝙蝠的粪便，内含大量昆虫头眼，可起到"以形补形"的作用，有待进一步论证。

夏月食疸头痛如破案

江篁南治一人，夏月患食疸，面目俱黄如金，头痛如破，小溲涩难，多汗。用车前草捣汁，调益元散服之，小溲即利。先泻湿热。乃与补中益气汤一帖，汗少止。后补元气。继以人参白虎汤、竹叶石膏汤合服之，头痛亦止，诸症多平。惟黄未尽退，乃以流气清热之剂，治之愈。（《名医类案》）

●【评议】　本案头痛如破，应是患者最为痛苦的症状，为何不先用人参白虎汤、竹叶石膏汤合服清之，以解其急？正如清代温病大家薛雪在《湿热条辨》中所言："夫热为天之气，湿为地之气。热得湿而愈炽，湿得热而愈横。湿热两分，其病轻而缓；湿热两合，其病重而速。"故用车前草、益元散（滑石、甘草、朱砂），先泻湿热，令其两分。又多汗看似症轻，实则气虚不敛，此时若大剂清热药下，伤脾败胃，或致不起，故接用补中益气汤，补脾胃后天之本虚。然后才予石膏重剂，治如破之头疼，最后以流气清热之剂治之痊愈。精巧布局，步步为营，值得玩味。

妇人腹痛误治发黄案

兖山汪兖渠之内，年十八，因以冷水洗澡，带湿卧簟，坐冷石，致腹痛甚，_{腹痛为寒}。医疑经滞，用破血行经之药，不效。更医，用附子理中汤加桂，痛稍定。次日躁扰谵言，不知人，医以补中加寒凉药二三服，乃觉身热，面目发黄，头晕，小溲黄如金色，_湿。月事如常，但少耳，所苦午后发热，咽喉不清，常作声咳嗽。初秋，江诊之，脉左右皆浮大而驶，而右尤躁疾。方以苍白术、茵陈、泽泻、茯苓、猪苓、柴胡、黄柏、栀子、姜皮等药，次日脉稍平，以陈皮、桔梗、元参，并前方出入增损，数服而愈。(《名医类案》)

【评议】 妇人腹痛，多有血瘀经滞，不通则痛，但本案前因甚明，带湿坐冷，致下焦寒气入侵而腹痛甚，医者首诊失察，实为不该。后更医，用附子理中汤加桂，病轻药重，虽得寒去痛定，却因热甚而发躁谵言。此时用补中实为不解，补中以增气，气实热更盛，如火浇油，再加凉药，意欲何为? 方称补中，必以补中为主而酌加寒凉，些许凉药作为佐使，又如何折得了升腾的火势，反而使热受凉遏，不得发越，郁蒸为黄。月事如常者，下焦之寒去也; 咽喉不清，常作咳嗽者，肺为娇脏，上焦之热犯也。方用清热利水之剂，热清而黄随小便去也。

🌸 食疸兼风寒案 🌸

扬州吴世德患胸腹作滞，小溲黄涩，目睛黄甚，恶风鼻塞，饮食作恶。暑月，江诊，左脉沉小而缓，右颇大而弦，脾部带滑。乃食伤太阴，为食疸症也，兼风寒外袭。法宜疏利消导，以防风、苍术、茵陈、苏叶、陈皮、茯苓、猪苓、泽泻、枳实、姜、葱煎服，夜来小溲颇长。早因惊悸，出汗一时许，乃用五苓去桂，加滑石、茵陈，合平胃散，四服，胸膈宽，小溲色渐淡而长，面目皮肤黄渐退。临卧喉口作干，大便燥，口臭，前方减厚朴、苍术，加白术，数服而愈。(《名医类案》)

🌸【评议】 本案食伤太阴，谷气不消，又风寒外袭，郁积发黄。治用防风、苏叶、姜、葱，疏散外感表邪；苍术、陈皮、枳实，消导胃中食积；茵陈、茯苓、猪苓、泽泻，利湿退黄。次早因惊悸，出汗一时许，可谓因祸得福，风寒表证，随汗出而散。故二诊去掉解表之防风、苏叶、姜、葱，枳实代以厚朴，再加滑石，增强消导利湿之力，得胸膈宽、小溲长而黄渐退。最后，因喉干、口臭、大便燥，去辛温之苍术、厚朴，代以白术，数服而愈。临证用药，随证加减，灵活处变，可资一读。

🎋 胎黄用泻黄散案 🎋

一小儿生下目黄，三日面赤黄，一小儿旬日内，目黄而渐至遍身，此二者胎禀胃热，各用泻黄散，一服皆愈。（《保婴撮要》）

🔘【评议】 胎黄，以婴儿出生后，皮肤面目出现黄疸为特征，因与胎禀因素有关，故称"胎黄"，西医学称为"新生儿黄疸"。生理性黄疸，大部分在生后两三天出现，两周左右消退，小儿一般情况良好，不伴有其他临床症状，无需治疗。若是黄疸出现早（生后24小时内），发展快，黄色明显，持续时间长，或消退后重复出现，或生后一周至数周才开始出现，常伴随引起黄疸的原发病症状，则为病理性黄疸，如不积极治疗，胆红素在体内堆积过高，可引起神经系统不可逆的损害，甚至死亡。当今社会，怀孕的母亲常因进食各种补品而致湿热过盛，生下如本案所述"胎禀胃热"的宝宝，极易发生病理性黄疸。泻黄散乃北宋钱乙《小儿药证直诀》记载的名方，原方为：藿香（七钱）、栀子（一钱）、石膏（五钱）、甘草（三两）、防风（四两），锉为细末，每服一二钱。其中，重用祛风胜湿药防风、藿香，发散脾胃中伏火，微加寒凉药石膏、栀子，清热而不伤胃气，本方当于剂量中用心体悟！尝见现代医者，不分强弱，概用茵栀黄口服液治疗新生儿黄疸，即便是对症患儿，又何曾经得起大剂苦寒，读此案，当深思之。

乳母食郁致儿发黄案

一小儿因乳母食郁而致饱胀咽酸，遍身皆黄，余以越鞠丸治其母，泻黄散治其子，并愈。（《保婴撮要》）

●【评议】 儿生之后，虽离母体，但乳母与儿息息相通，乳母阴阳失调，气血不和，均可通过乳汁影响到小儿健康。朱丹溪《格致余论》"慈幼论"特别强调"乳子之母，尤宜谨节。饮食下咽，乳汁便通；情欲动中，乳汁便应；病气到乳，汁必凝滞。儿得此乳，疾病立至。"薛立斋《保婴撮要》"护养法"亦特别指出"须令乳母预慎七情六淫，厚味炙煿，则乳汁清宁，儿不致疾。否则阴阳偏胜，血气沸腾，乳汁败坏，必生诸症"，"大抵保婴之法，未病则调治乳母，既病则审治婴儿，亦必兼治其母为善"。故本案以越鞠丸治母之食郁，泻黄散治子之食黄，得并愈。
胎乳致疾，事起茫昧，人多玩忽，为医者不可不察！

🕸 小儿黄疸脾胃气虚案 🕸

一小儿患前症，服五苓散、消食丸之类，其黄不
退，作渴饮汤，腹膨少食。余谓胃气虚，津液少，故
喜饮汤；脾气虚，故腹胀少食也。先用白术散渐愈，
又用补中益气汤而痊。（《保婴撮要》）

🌸【评议】 小儿元气，易虚易实，患黄疸用五苓
散、消食丸之类祛湿消导，其黄不退，又作渴饮汤，
食少腹胀，知其脾胃之气已伤。故用白术散，原方
为：人参（二钱五分）、茯苓、白术、藿香（各半
两）、木香（二钱）、甘草（一钱）、干葛（半两，渴
加一两），每服一二钱。薛立斋治疗小儿，胃经实热
者，用泻黄散，胃经虚热者，用白术散，同是黄疸，
有虚有实，在所当辨。

🕸 小儿食积发黄案 🕸

王文川令郎，原伤饮食，又伤于冷菱等物，遍身
发黄，眼如金色，夜发热，天明则退，腹痛手不可

近，号叫通宵。市医因其黄而曰胡苔①真矣，众议以草头药进，予至，急止之，曰：向以草药几误其母，复欲误其子乎！盖脾胃喜温恶寒，且此症乃食积酿成，而黄为湿热所致，法当健脾，用温暖之剂下之，湿热去而黄自退。草头药性多寒，用之是损脾土而益其疾也，可用哉？即以保和丸一钱，入备急丸五分，作一次服之，少顷泻一次，又少顷，连下三次，积物所下甚多，腹痛尽止。再与调中丸服一月，不但一身之黄尽退，而步履轻捷如飞。其父喜曰：神不误我。问其故，曰：始议进草头药者十九，而孙君独叱其非，余不能决而决于神，神允孙君，服果有效。而吴我峰、小楼等曰：亦孙君之药神尔！设无孙君，神虽灵何所显哉！众拊掌而噱②。（《孙文垣医案》）

🌑【评议】　本有饮食内伤，脾胃虚损，克化无力，又食生冷，重伤脾胃，致食积腹中，不通则痛，故腹痛号叫；积而化热，丹溪所谓"如盦曲相似"，食积酿成湿热，壅遏中焦，肝失疏泄，胆汁外溢，致身目俱黄。保和丸出自《丹溪心法》，治一切食积。原方为：山楂（六两）、神曲（二两）、半夏、茯苓（各三两）、陈皮、连翘、萝卜子（各一两），上为末，炊

---

① 胡苔（pā）：方言，即黄疸。
② 噱（jué）：大笑。

饼丸如梧子大，每服七八十九，食远白汤下。方中重用山楂，尤善消肉食油腻之积；神曲，善消酒食陈腐之积；萝卜子，善消谷面痰气之积；半夏、陈皮化痰行气，消除食阻气机之证；茯苓健脾祛湿，连翘清热散结，针对食积所化之湿热。诸药合用，使食积得化，胃气得和。惟本方药力缓和平稳，故配入《金匮要略》备急丸，方以辛热峻下药巴豆为君，猛攻急下，开结通闭；臣以辛温之干姜，助巴豆祛寒开结，并顾脾阳；佐以苦寒之大黄，监制巴豆辛热之毒，力猛效捷，合保和丸之消食开胃，使积滞除而腹痛止。再以调中丸缓调中焦脾胃，丸者缓也，以脾胃虚损非一时可愈也，终以黄退身健收功。本例本有脾胃内伤，若听众议以性寒之草头药进之退黄，则恐非徒败脾伤胃，更积滞难消而误矣。

❀ 老叟湿热发黄案 ❀

歙邑吴遂兄，木商也，在吴兴。年七十，因冒雨劳力汗出，又以冷水澡浴，因而发热，口渴，心与背互相胀痛，小水长而赤，舌上黄苔，夜不得卧，眼目如金，皮肤尽黄。吴兴之医见之远走，不敢措剂，谓其年高不宜此病，赞劝回家，乃敦访予治。诊得左脉浮数，右濡弱，两手皆有七至。予曰：此湿热发黄症也，病虽重，年虽高，有是症，当有是药，毋用仓惶。乃以柴胡（三钱）、酒芩、葛根、青蒿、香薷、天花粉（各一钱）、人参（七分）、粉草（五分），连进二帖，晚得微汗，即能睡。次早热退其半，舌苔稍淡润，不焦燥矣，胸膈余热作烦，身黄如旧，以竹茹、青蒿、葛根（各一钱）、人参、麦门冬、天花粉、知母（各八分）、白芍药（六分），二帖，热退食进，精神陡长。后于补中益气汤加青蒿、麦门冬、天花粉。十帖而眼目肌肤之黄尽释然矣。吴兴诸公，悉服其精当，各录方而传。（《孙文垣医案》）

●【评议】 劳力汗出，腠理疏松，又由冒雨，冷水澡浴，致外感湿邪，入里化热。发热，表也；口渴，热也；夜不得卧，热扰心神也；心与背互相胀痛，湿阻气机也；年高七十，虚也。故见左脉浮数，表也，热也；右脉濡弱，湿也，虚也；舌上黄苔，湿热之征也，酝酿而成黄疸之候，小水长赤，身目尽黄。初诊用柴胡、香薷解表祛湿退黄，青蒿、酒芩清热利湿退黄，葛根、天花粉养阴生津止渴，人参、甘草微补，虑其年高体虚。得微汗而表证退半，仍有余热作烦，身黄如旧，故次诊去柴胡、香薷之解表，酒芩之苦寒，加入竹茹、麦冬、知母、白芍之甘寒清润，涤热除烦，使热退食进而精神长，病已大愈。仍虑其年高，大病之后元气难复，故后以补中益气汤为主，酌加退黄养阴之品调摄，黄退而全安。处措精当，宜其录传。本例湿热黄疸，未用茵陈、山栀等药，仍收黄退而全安，可备一格。

怒酒瘀血发黄案

程两峰丈，偶与乃侄稍有芥蒂[1]，其晚饮于侄家，归觉腹中胀满，呕哕不宁，次日眼珠面色皆黄，恶寒发热。时当仲秋，正疟痢为疬之候。医作疟治，五心加热，下午潮热烦躁，似呕不呕，且鼻衄，腹痛，大便黑如墨，吐出黑血如烂猪肺者然，约碗余，有谓所吐之物如此，大便之黑又如彼，似有中蛊之象，心疑乃侄毒之也。正欲与乃侄争辩，予仲子泰来适在渠宅，徐语渠诸郎君曰：尊翁症尚可起，顾不为救症，而务与人哄，何舍重而图轻耶！渠家素不急予，仍迓[2]所亲信者率相视之，见目珠如金，面若熏橘，腹大如斗，其中有块大如碟，坚如石，两足下皆浮肿，四肢且冷，

---

① 芥蒂：微小的梗塞物。比喻积在心里使人不快的嫌隙。
② 迓（yà）：迎接。

小水赤，饮食不思，莫不面面相觑①，辞而不药。举家闻言，通宵号泣，惟欲攘臂争哄。仲子泰来又语之曰：家君固不敏，其知识量不出诸公下，昨自华阳归，迓而诊之，当必有说。举家忻然敦予求诊，其脉左涩右滑。予曰：据滑脉主痰饮，涩主有瘀血也。今所吐、所下皆瘀之征，断非蛊也。使得早从事，曷有此猜忌，此号泣哉！两峰曰：吾生平颇谨疾，瘀自何致？予曰：《内经》云：怒则伤肝，甚则呕血，不呕则积，积而瘀于经隧，满而溢也！两峰曰：若谓从怒而致，则此语恰当吾病源矣！敢请剂。予用当归尾（三钱）、赤芍药、牡丹皮、川芎（各一钱五分）、玄胡索、五灵脂、桃仁（各一钱）、滑石、茜根（各二钱），水煎饮之。所下黑物甚多。腹中仍痛，块犹未软。前方再加青皮、山楂、酒蒸大黄服之，大便行三次，黑瘀及痰不计其数。从此腹渐宽，块渐溶，面色稍转，而黄日退，饮食津津有加，四肢微温，有生气矣。惟两足浮肿不消，改用六君子汤加炮姜、茜根、滑石、青蒿调理，而黑粪全无，一月精神复旧。里中谓予，此役匪独认病投剂为足称，且俾二宅释猜疑，排忿争，其雅谊尤足重也。（《孙文垣医案》）

---

① 觑（qù）：瞧；看。

【评议】 始由郁怒伤肝，肝藏血而积血内瘀，脉见左涩，继则饮酒更伤，疏泄失职，胆汁溢而发黄。少阳枢机不利，则恶寒发热。肝气横逆犯脾，则胀满呕哕。再有他医作疟治而更加燥热，血得热则动，热盛迫血妄行，上出于口鼻而吐血、衄血，下出于肠道而腹痛、黑便。延医相率视之，又皆辞而不治，延误病机，瘀血久留作癥聚，症见腹大，有块如碟。血水同源，血不归经，水亦溢出于皮肉之间，水性趋下，故见两足浮肿，水性寒而四肢冷，炼液为痰饮而脉见右滑。明是瘀血作祟，则用归尾、赤芍、丹皮等活血化瘀之药投之。然旧瘀不尽去，新血仍不循常道而出，故虽下得部分瘀血，腹内仍痛而块犹未软。终用大黄凉血止血，荡涤肠腑，推陈致新而旧瘀去尽，从此腹宽块溶，黄退食进而奏功。又由失血过多，知脾失统摄，脾虚湿泛则足肿不消，故后用六君子汤健脾行气消痰为主，调理一月而复旧。卓见宜其称道。本例类似于肝硬化所出现的腹水、黄疸之症状，其法其治，可资借鉴。

🌸 酒疸湿热案 🌸

程松逸兄患酒疸，遍身皆黄，尿如柏汁，眼若金装，汗出沾衣如染。胸膈痞满，口不知味，四肢酸软。脉濡而数，以四苓散加厚朴、陈皮、糖球子、麦芽、葛根，倍加青蒿，水煎，临服加萱草根自然汁一小酒杯，四帖，其黄涣然脱去。（《孙文垣医案》）

❀【评议】　酒疸，脉濡而数，濡为湿，数为热，湿热之征明矣。四苓散者，猪苓、茯苓、泽泻、白术，利水渗湿剂也，为五苓散去桂，防桂性热助火也。加葛根，倍青蒿，清其热而退其黄也。加厚朴、陈皮、糖球子、麦芽，化湿健脾开胃，治其胸膈痞满，口不知味也。萱草根汁，清热利湿，《本经逢源》谓其"下水气及酒疸大热"，更增前药退黄之功。药对其症，故四帖而其黄涣然脱去。

❀ 受暑伤酒误治发黄案 ❀

孙竹野，浙归，途次受暑，又为酒麯所伤，因而作吐，胸膈痞闷。时师以消导之剂，燥动脾火，口渴嘈杂，躁乱不宁，目珠如金，一身尽黄，已成疸症。诊独右寸脉洪大有力。先以温胆汤，倍加香薷、滑石、葛根，解暑止吐为君，黄连、麦门冬清热止渴为臣，使湿热散而黄自瘳也。连与三帖，吐止食进，黄也定矣。再与五苓散加青蒿、葛根、滑石、黄连、枳

实，八剂而黄释然。（《孙文垣医案》）

【评议】 弘景曰："大寒凝海，惟酒不冰，明其性热，独冠群物。"人饮多则体弊神昏，轻则致疾败行，重则丧家殒命，酒之为害可胜言哉！本受暑邪，湿热为蒸，又伤酒曲，劳其脾胃，停湿动火。胃火冲逆，不降作吐，脾湿痰聚，胸膈闷痞。当此之时，消暑解酒唯恐不及，尚有时师以辛香消导之剂，治其吐痞，而燥动脾火。暑热、酒毒、脾火，三阳相熏灼，其势相煽更炽，口渴嘈杂，躁乱不宁，终致发黄成疸。辨证既明，投以对剂，则药证相符，效若桴鼓。

脾虚痰饮黄疸案

岩镇郑景南丈，病卧年余，百治不效。昔体丰腴，今瘦骨立，饮食少进，新都名士，皆辞不治。其家闻昔年方士荣孺人蛊症，时师亦皆辞去，予为起之，因征余治，时则六月望也。诊其脉，左弦大，右关滑大，两尺俱无，恶心，腹瘦削，状如仰瓦，肠鸣如雷，昼夜不住，小水不利，肌肤及眼珠色若黄金，腹中有块如碟，动跳不止，足膝以下皆冷，饮食不入。予详思其病机，昔肥而今瘦者，痰也。形虽瘦，而目炯炯有神，先以五饮汤姑试之，以观其势，再为加减。因用旋覆花（八分）、破故纸（一钱）、肉桂（三分）、白术、茯苓、泽泻、陈皮、半夏（各八分）、生姜（三片），水煎服之。二帖，恶心肠鸣皆止，次早饮食稍进，举家欣欣色喜。令岳程钟山公，于予为石交，闻病有起意，心殊异之，不知为予，因而过访。见予，抚掌大叫称快，曰：吾固知是公也。指其甥而语之：此即所尝与尔曹言者，闻久为西吴缙绅递留，不意今归，诚吾婿之幸也。相与谈对，两日而别。别之时，景南饮食稍加，小水利，肌肤面目黄气退，渐有生机。不虞逾半月，为拂意事所激而怒，复吐痰不思饮食。家人惊惶无措，亟请予诊。两寸滑大，左关弦劲搏指，右关亦滑大有力，两尺沉微。予语之曰：病甚重，脉非前比，且不敢以万全许，第尽吾心尔。病以药力而回，君之福也。时为七月之朔①，予因留视七日，日进一剂，剂以人参、陈皮、半夏、茯苓、香附、白豆仁、黄连、旋覆花、麦芽、甘草与服，服三日，恶心止，大便有稠痰下，其中间有瘀血，此皆大怒所致。故《经》云：怒则伤肝，甚则呕血，并下泄上吐，亦或有红点子在痰中吐出，是其征

---

① 朔（shuò）：农历每月初一。

也。后改用六君子汤，加麦芽、黄连、枇杷叶、白扁豆调理，病势骎骎^①向安，腹中如碟之块亦渐消去，大仅如指耳，肌肉亦生，能下榻举足以步，市上之人称奇。后闻腊月又被郁怒，颈发瘰疬，外科以烂药点溃，服蜈蚣败毒药，卒莫能收口而终。伤哉！（《孙文垣医案》）

【评议】 本案形瘦骨立，呕恶肠鸣，饮食难进，身目皆黄，所谓"安谷则昌，绝谷则亡"，又脾土真脏色见，病状甚恶。究其本为脾虚，运化无力，非但水湿不能输化，水谷精微亦不得四布，蓄积于内与水湿混淆，结为痰饮，外则肌肤不得水谷精微供养而昔肥今瘦，内则水湿痰饮下趋肠道而肠鸣如雷。正如《金匮要略·痰饮咳嗽病脉证并治第十二》篇所言"其人素盛今瘦，水走肠间，沥沥有声，谓之痰饮。"故宗"病痰饮者，当以温药和之"之训，用五饮汤消痰化饮，生机渐长。然脾虚经年，难以毕其功于一役，当于见效后再缓缓图之，而病家却不能好自将养调摄，屡屡犯怒，伤肝损脾，终致不救，亦自取耳。

---

① 骎骎（qīn）：马跑得很快的样子，形容事物日趋进步强大。《说文》："骎，马行疾也。"

黄疸内伤误治殒命案

顾奉常务远，目黄脾气弱。仲淳疏方，用山茵陈（三钱）、人参（三钱）、薏仁（三钱）、莲肉（焙，三钱）、木通（八分）、黄连（酒炒，一钱）、山栀仁（炒八分）白术（土炒，一钱）、石斛（酒蒸，三钱）、茯苓（二钱），皆治疸之剂。以事冗未服，既而身目皆黄，小便亦赤，乃服仲淳先见。饮前药稍愈，一按摩者投以草汁药酒，脾败遂不起，临没下瘀血数升，亦蓄血证也，以其年迈不绝欲故尔！（《先醒斋医学广笔记》）

🦠【评议】 本例先言目黄，乃黄疸初见，用茵陈、黄连、山栀、石斛之清热，薏仁、木通之利湿，湿热黄疸正治法也。次言脾气弱，从其人事冗则案牍劳形，年迈不绝欲则精气耗损，知内伤有根源也。故合人参、白术、茯苓、莲肉之益气健脾，顾其后天之本也。若服药及时，当可不至尿赤身黄，疸症大成。然服前药而亦有效者，药证仍合也。已是延误病机，乃又草率治之，偏听按摩者之言，饮以民间土法草汁药酒，寒凉败脾，一误再误，遂致不起，良可叹已。临没下瘀血数升者，脾虚土败不统血也。惟蓄血证所指不明，查仲淳《本草经疏》言："蓄血，俗名内伤。或积劳，或多怒，或饱后行房，或负重努力，或登高坠下，或奔逐过急，皆致"，可知即内伤证也。

疸症复发瘀血发黄案

施灵修乃兄，七年前曾患疸症，服草药愈。后复发，坐多气多劳，故草药不效。服田螺，发胀，一日夜大作寒热，因发渴，小便如油，眼目黄且赤，手足黄紫。仲淳以瘀血发黄，服后药，大小便通，黄及渴俱减。

橘红一钱五分　红曲炒研，二钱　山楂肉五钱　郁金汁十五匙　薏苡六钱　木瓜忌铁，三钱　牛膝去芦，五钱，酒蒸五分　麦门冬去心，五钱　车前子二钱五分　赤茯苓三钱　川通草五分　白芍药酒炒，四钱　竹茹二钱

河水二盅，煎八分，饥时服。三日后加人参三钱。(《先醒斋医学广笔记》)

❀【评议】　本例瘀血发黄，瘀自何来？七年前患疸症，服草药愈，草药寒凉败脾，虽愈元气乃伤，气为血帅，气虚则推动无力，瘀之源或由此而始生。其人又多气多劳，多气伤肝，肝藏血，气机不畅则瘀血内积，多劳伤脾，脾主运化，脾虚则气血

44

生化乏源，气愈虚而血行更涩。此时复发，瘀血已成，再服草药则不效。田螺，《本草经疏》谓其"产于水田中，禀水土之阴气，故其汁大寒"，服之更伤脾胃而发胀，人身阳气出与阴寒之气交战，故一日夜大作寒热。先伤草药，再伤田螺，血得寒更凝，瘀而化热，《伤寒论》谓"瘀热在里，身必发黄"，故见口渴，小便如油，眼目黄赤，手足黄紫。治用山楂、红曲活血健脾，郁金、橘红调气行瘀，牛膝、木瓜、白芍味酸入肝逐血之痹，麦冬、竹茹甘寒清热养阴止渴，薏苡、通草、车前子、赤茯苓利水而导热从小便出，热去瘀化，黄减病安。初不用人参者，恐其助热，三日后加，缓补其虚也。

🦋 久病脉症不应从脉论断案 🦋

太学顾仲恭，遭乃正①之变，复患病在床。延一医者诊视，惊讶而出，语其所亲云：仲恭病已不起，只在旦晚就木，可速备后事。仲恭闻知，忧疑殊甚。举家惶惶，计无所出，来请予诊脉。按其左手三部平

---

① 正：妻，古代敬称人妻为"令正"。

和，右手尺寸无恙，独关部杳①然不见，谛视其形色虽尪羸，而神气安静。予询之，曾大怒乎？病者首肯云：生平不善怒，独日来有拂意事，恼怒异常。予曰：信哉！此怒则气并于肝，而脾土受邪之证也。《经》云大怒则形气俱绝，而况一部之脉乎！甚不足怪。第脾家有积滞，目中微带黄色，恐成黄疸。两三日后，果遍体发黄，服茵陈利水平肝顺气药，数剂而瘳。(《先醒斋医学广笔记》)

● 【评议】《黄帝内经》言："善诊者，察色按脉，先别阴阳"，"能合脉色，可以万全"。然色与脉，有相应不相应。本例观其形色则尪羸卧床，似缠绵病榻多年而不起，故有医者断其行将就木，举家惶惶。然仲淳诊其脉，左手三部平和，右手尺寸无恙，独关部杳然不见，知其色脉并不相应。"脉要精微论"篇指出："其脉小色不夺者，新病也；征其脉不夺其色夺者，此久病也"，病虽久色虽夺，脉不夺而神气安静，知其无大恙也。只是日来拂意恼怒，肝气犯脾而积滞内生，黄疸出而正治之，则数剂病瘳。若信前医，忧疑殊甚，则易坏事矣。

① 杳（yǎo）：《说文》："冥也"，本意为日落木下，天色昏暗，形容幽深、渺茫，不见踪影。

久病色脉俱夺复发不起案

李文孺四年前曾患黄疸，嗣后每诊其脉甚沉涩，肝脾尤甚，望其面色如黄土。予尝私语相知云：文孺色脉不佳，恐非久于人世者，且又好劳损神，多怒伤气。后疸果复发不起。（《先醒斋医学广笔记》）

🌑【评议】《黄帝内经》言："治之要极，无失色脉"，色要明亮润泽，脉要以平为期。本例色如黄土，晦黯枯槁，脉甚沉涩，肝脾尤甚，知其元气衰惫，精亏血少。若能恬淡虚无，谨守病机，尽心调养，尚可望转机，而其人偏又好劳损神，多怒伤气，身不自爱，虽有良医，宜其不起。

内伤黄疸不守食禁而卒案

潘巨源，食量颇高，恣肆①大嚼，经纪营运，失饥伤饱，露宿风餐，每患脾胃之症，或呕或泻，恬②不介意，后成黄疸。予为之用茵陈五苓散，调治而痊，仍旧饮食不节，疸症复发，人传一方，以药壶卢酒煮，服之即效，试之果然，犹且力疾生理，试之至

---

① 恣肆（zì sì）：指放纵无顾忌。
② 恬（tián）：平静，坦然，《说文》："安也"。

再至三，周身薰黄，肚腹如鼓而卒。

百凡之病，调理一愈，未必再发，惟独脾胃之病，大都由于饮食，人一日不再食即饥，七日绝水谷则死，饮食日日必啖，倘有停滞，服药已愈，旧谷才消，新谷继入，是以脾病易感而难瘥。况湿与热蒸郁而为疸，脾家真脏色现，尚不守禁忌，其死也宜哉！（《陆氏三世医验》）

🦠 【评议】 初用茵陈五苓散治疸，未尝专理脾胃，后用药壶卢酒煮，更是徒去湿热，而患者恃此单方独药，以为万安，仍恣肆饮食，力疾生理。脾胃之病，易感难瘥，日日调理，尚尤不足，更何况任性妄为，以身犯禁，至再至三者哉，案后之论甚是！"周身薰黄，肚腹如鼓"，颇类西医学的肝硬化肝坏死，预后多劣。

🏵 黄疸腹胀母死子活案 🏵

当铺徽人孙奎者，其妇患面黄腹胀，人多以为胡白，用草泽医人草头药疗之。主人欲另接医治，其夫以为此等病，一吃官料，再无挽回，及服草头，不半月而殂。主人怨之，又曰：草头服迟，且数月前，曾冒风寒，服过官料未久，官料与草头相反，所以死耳。后其子偶伤冷食，肚胀腹痛，手不可近，身体发热，眼上又有黄色。奎曰：又是胡白矣，今番不可迟缓。急寻草泽医人已至矣。主人知之，大骂而止。因延予治之，备述致病之因。予曰：不必按脉，当温行矣。草药多寒，脾胃原喜温而恶冷，况伤冷食，服草药亦必败事。因以炮姜、附子、草果、陈皮、木香为煎剂，送润字丸二钱，泻数行而痛胀俱减，又以前煎剂送大安丸，数服而获愈。蠢人执迷，死而不悟，若非主人翁，其子几为妇之续矣。

卢绍庵曰：湖郡之人，黄疸而称为胡白，不用官料而服草头，俗习相沿，至死不悔。黄是脾胃湿热，草药悍烈浊恶，胃气强盛者，间服之有效。胃气衰弱者，每见食减而病进，驯至不救，可畏也已！先生之治徽人，乃是殷鉴。(《陆氏三世医验》)

✱【评议】 本案母子俱是腹胀发黄，知有脾伤，其母服草泽医人寒凉草药，败脾而亡，其子则幸得良医调治，温行获愈。若非主人翁坚持延医治疗，则可能又为其愚父之好心所误杀。民间草药，多是口口相传，俗习相沿，乡野百姓，又多不懂医理，常只见其有效，而并不知其为何有效，故往往不辨阴阳虚实，概而用之，强者偶中，便自幸甚，弱者至死，亦不知错在哪里。道听途说，不加分析，执念偏信，而致草菅人命，非独本案，实为当世轻信邪功奇药者殷鉴！

❧ 失意中酒郁痰发黄案 ❧

平湖于圣初，为郡名士，援例入贡，铨①授四川县尉，失意中酒，因而发黄，渐至中满，足腹咸肿，时在京，亲知无不危之，咨访诸友，欲归郡求医，毛修之、金伯坚皆云：非先生不能疗，僦②曹仰溪园居，延先生。先生曰：此郁痰病也。素必善饮酒，酒性太热，湿痰积中宫，不嗜食，心怏怏不乐，遗热于小肠，溺不利而肿。以风化硝、茵陈、黄连、神曲、姜、朴，十余剂投之，黄退食进。不用山栀者，恐寒胃，寒与湿同类也。(《冰壑老人医案》)

❀【评议】 起因官场失意，肝郁不畅，继而借酒消愁，湿热积于脾胃中宫，脾伤而肝失疏泄，发为黄疸。疸症既久，渐至中满鼓胀，足腹咸肿，病情虽重，尚属早期，故用清热除湿、消导健脾之药，十余剂而黄退病进。其后自当调情志，慎饮食，安心将养，以竟全功。

---

① 铨 (quán)：称量，鉴别，指根据条件，量才授官，选拔官吏。《说文》："衡也。"
② 僦 (jiù)：租赁。

✿ 阴黄内服外擦案 ✿

青浦邑尊韩原善，遍体发黄，服茯苓渗湿汤。余曰：脉细如丝，身冷如冰，口中不渴，此阴黄也。以姜汁同茵陈遍身擦之，服六君子加干姜、熟附、茵陈，应手而效。(《里中医案》)

🔵**【评议】** 本案以脉症诊断为阴黄，治法以内服合用外擦，颇具匠心。中药外治法，是中医的特色之一，早在《黄帝内经》就记载了热熨、热浴、浸渍、涂敷、烟熏等传统内容，经过历代发展，清·吴师机所著的《理瀹骈文》，奠定了中药外治的理论基础。书中谓："外治之理，即内治之理；外治之药，亦即内治之药"，"外治必如内治者，先求其本。本者何？明阴阳，识脏腑也"，"与内治并行，而行补内治之不及"。本案即很好地诠释了上述观点。现代研究认为，药物以一定的速率透过皮肤，经毛细血管吸收，进入血液循环产生药效，既避免了胃肠道的刺激和吸收干扰，又避免了肝脏的首过失活效应，具有安全、有效、稳定和患者依从性好等优点。目前中药的"经皮给药"已成为国内外的研究热点，前景无限。故临床上，医者不但需要博涉古今群书，更要有创新精神，不断开拓新技术、新方法，让古老的中医焕发出新的活力，发挥更大的经世效用。

🌸 小儿敦阜致黄案 🌸

吴尹明子，十岁，患夜热二年余，颔下忽肿硬如石，面黄，时时鼻衄如注，孟举致予看之，疑久病必虚，预拟予用参术等方。予脉之，沉郁之气独见阳关。曰：病敦阜也。用石膏、藿香叶、栀子仁、防风、黄连、甘草等，颔肿渐软，面黄复正。继用黄芩、枇杷叶、玄参、枳壳、山栀、茵陈、石斛、天麦门冬、生熟地黄等，重加黄连而衄血夜热悉除。孟举笑出所拟方，以为非所料云。

如遇此等脉症，即东庄亦未始不用寒凉，看黄叶村庄与东庄最契，其所用方，尚难预料，可知寒热攻补，须凭所遇脉症，随宜而用，原未始先存成见也。乃有谓东庄派只一味好用温补者，此不知东庄之言耳。知东庄者，其敢为此言乎?（《东庄医案》）

🔴【评议】　敦阜一词出《素问·五常政大论》，其文"帝曰：太过何谓? 岐伯曰：木曰发生，火曰赫曦，土曰敦阜，金曰坚成，水曰流衍。"王冰注："敦，厚也；阜，高也。土馀，故高而厚。"土之太过即为敦阜。患儿面黄，为脾土真脏之色，沉郁之气独见阳关，为右关脾土实热之脉，颔下肿硬如石，为土焦化石之症，故用钱氏泻黄散（又称泻脾散）治之，色、脉、症治俱合。待土退、色复、颔软，以火燥万物之故，用《局方》甘露饮，重加黄连，聚集一派甘寒生液之品，汇以成方，专为滋阴润燥降火之用，治其夜热衄血，得病症悉除。

女劳疸肾脏虚热案

曹君仪，年六十四，体半肥，素阴虚，初病胁痛呕吐，寒热汗出，胸中噎塞，将成膈证。予以归、芍、川芎、二陈、香附、郁金等药，治之半年，胸中宽，遂咳嗽吐痰，转为虚劳。每因劳则寒热似疟，汗出热退，身目皆黄，溺赤，又变为疸证。用逍遥散数剂，其黄即退。或一月一发，半月一发，渐至面额黧黑，爪甲枯粉，大便秘涩，此女劳疸，又名黑疸也。一医以疸不必分五，均是湿热，用平胃、五苓，间用黄连、肉桂，病愈笃，仅存皮骨，已备终事，复求治于余。但女劳疸一证，仲景言之甚详，必有寒热，久为黑疸，皆主风药，东垣因之，亦以风药而加参术，用皆不效。夫女劳之名，必属肾水亏虚，水虚则土实，所以反见敦阜之色。此虚邪也，不必平土，但宜壮水，水壮则土不燥。虞天民《苍生司命》云：女劳疸当作虚劳治之，正合治法。遂以六味地黄汤，加当

归、芍药、秦艽、苡仁、麦冬养阴壮水之药，百剂寒热先除，瘅黄渐退。至七旬外，他疾而终。（《素圃医案》）

❀【评议】　本案初病胁痛呕吐，肝郁横逆犯脾也；转为虚劳，咳嗽吐痰，"脾胃一虚，肺气先绝"也；变生瘅症，"见肝之病，知肝传脾"也。故用逍遥散（柴胡、当归、芍药、白术、茯苓等），疏肝健脾而黄退。仍一月一发，半月一发者，房劳犯之也，为女劳疸，久久而为黑疸，大便秘涩，爪甲枯粉，乃肾脏虚热，久病兼瘀也。他医不知辨证，但以分利湿热法治疸，耗竭肾水，致病愈笃，仅存皮骨。故治用六味地黄汤，大补肾脏真阴、填精益髓，更多加养阴壮水、活血养血之药，得百剂乃安，可见其病之深重。

❀ 女劳疸肾脏虚寒误治案 ❀

王君圣翁，前疟证愈后，而经营劳碌过甚，自恃强壮，不善爱护，每遇过劳，或饮食不节，便发寒战，战后发热，腹胁大痛，或泻或不泻，汗出热退，身目俱黄，腹大如鼓。因前治疟，知其肾藏虚寒，以八味地黄料，加倍桂附，水叠为丸，日服不辍，病发则用逍遥散加秦艽、丹皮，数剂即退。如斯三四年，应酬如故。后年逾六十，正气渐衰，发频而黄不退，额黄渐黑，竟成女劳瘅矣。其时火治庵名噪甚，遂易彼治之，谓瘅不必分五，皆以湿热治之，重用茵陈为君，杂以五苓平胃，治经二三年，治庵自病。又易医，亦以湿热治之。时重时轻，人则骨立，腹则胀大，年将望七，忽头大痛。此肾厥头痛，而医者不行温补，反作风治，用桂枝、细辛、白芷疏风散气之剂，遂致三日而逝。前曹瘅证肾藏虚热，阳黄也。此瘅证肾藏虚寒，阴黄也。均属女劳瘅证，岂可瘅不必分五，混同湿热而治之乎？（《素圃医案》）

🌸【评议】"疸不用分其五，同是湿热，如盦曲相似"，语出《丹溪心法·疸》。后人只知其一不知其二，断章取义者甚众，概用茵陈、平胃、五苓等分利湿热，全然不顾书中对诸疸虚证，另有特别指出"不可过用凉剂强通小便，恐肾水枯竭，久而面黑黄色，及有渴者不治"之戒。误人多而不自知，以讹传讹，代代相延，最是无奈。

🌸 阴黄清之不效温之效案 🌸

程于宫兄，首春自场来扬就医，面目皆黄，胸腹饱胀，腹痛便溏，脉沉而紧。此太阴脾藏之阴黄，色黄而黯，非胃府之阳黄，色如橘皮也。言场服茵陈、栀子、四苓清热之药，病将一月而不效。此证本中寒，误作湿热，岂不益甚乎？而病者素畏热药，今病患中寒，不得不温。先以苍术、炮姜、二陈、砂仁、茵陈、泽泻投之，胸虽稍宽，脉沉不起，紧亦不退。遂加附子，易干姜，十数剂黄退腹消。即前方苍术换白术，去茵陈，加甘草，调理而愈。此瘅病正治，亦须辨阴阳寒热也。（《素圃医案》）

❀【评议】　又是阴黄用凉药而益甚案。黄疸以湿热论治，积习难改，古今亦然，不得不再三申告之！

❀ 夙病痰饮阴黄数发案 ❀

郭元威学博，壬午年三月犹寒，深夜步归，平素脾肾阳虚，有痰饮夙病，次日即胸胁大痛，呕吐痰涎，虚阳上泛，面赤脉大，汗出如水。药用干姜、附子、人参、半夏、茯苓、吴萸，时痛时止。如此七八日，忽痛吐紫黑血碗许，则胸胁痛减，下移于腹。前方加当归、赤芍、官桂，换炮姜以逐下焦之瘀。又数日，大便下黑血，其痛乃止。此中寒痰饮，血因寒畜也。继以理中丸加桂、苓、半夏，兼用八味地黄丸，加倍桂附，更入胡芦巴，以宣下焦之气，水叠为丸。每日仍服理中汤一剂，虽不能如平常之健，亦复起居无病。至癸未年四月初旬，旧病复作，又如前痛吐，手足厥冷，汗多面赤，彼不自以为虚，坚不用参。殊不知痛吐亡阳，胸痛引背，脉疾烦躁，势将痛脱。急令用人参（五钱）、生附子（三钱）、干姜、茯苓（二钱），渐次痛宁得卧。续用熟附子、炮姜、理中、苓、夏调治，犹未起床。因夏至将临，惟恐阳虚阴逼，所以姜附未退。至五月初一，即咳嗽，犹以为寒痰，用桂枝、生姜、苓、夏温肺，而咳愈增。至初六，适值夏至，即大热大渴，大咳吐血，不能平卧，脉变大数，全现阴虚，反属阴气当生不生，而转阴竭。未敢遽用清滋，先以八味地黄汤试之，犹不胜其热，再以六味地黄汤加沙参、麦冬、五味子，方合病机。热遂退，咳渐止。人参减半，未全去也。自夏至秋，皆如此医治，亦复起居如常。因本质虚寒，立冬后即改服八味地黄丸煎剂，用去附理中汤加半夏、茯苓、人参未辍。至十一月初一，冬至将临，又现阳气不生之证，忽霍乱腹痛，吐泻大作，痛止即下利不禁，呕呃昏沉，手足厥冷，已治终事。急用四逆汤，加人参（五钱）、姜、附（各三钱），日服三剂，三日方回阳。又医治一年，药不少间。然过劳必发，寒热腹痛，呕吐汗出，热退即身目俱黄，溺赤，俨如瘅证。此阴黄也，全不用茵陈等药，坚服参、术、姜、附、苓、桂。三年之中，濒危者数次，至甲申年冬月，方能出门，应酬如常。若非任医之专，服药之一，何能至此耶？（《素圃医案》）

【评议】 本案素体阳虚，不能温化水湿而痰饮内生，血因寒凝而瘀血为患，常呕吐痰涎，胸腹大痛，阴黄数发，三年之中，濒危者数次，全赖医者力行温补之功。论其任医之专，服药之一，实属难能可贵！医者临证之际，病状万千，寒热真假，虚实夹杂，多有混淆，阴阳难辨，为之踌躇沉吟，稍进药以试，在所难免。若非患者信任有加，试而病甚，责难诟辱，辞而另就，则医者百口莫辩，纵有千技万法，亦难再施。故医患之间，良好的信任是治病的基础，古有六不治，骄恣不论于理、重财轻身、衣食不能适、阴阳并脏气不定、形羸不能服药、信巫不信医，则"信"字亦重矣！

方外谷疸案

一方外寒热不欲食，食即饱闷腹胀，如是者两月，忽发黄胖，此谷疸也。用茵陈蒿（四两）、淡豆豉（一两）、山栀（十个）、熟大黄（一两）、茯苓（八钱）、苍术（八钱）、厚朴（五钱）、陈皮（五钱）、甘草（三钱）、泽泻（五钱）、猪苓（五钱）、枳壳（五钱），为末，每服一两，水煎温服。四服后，小便下如皂角汁状而愈。（《东皋草堂医案》）

●【评议】 谷疸，用《金匮要略》茵陈蒿汤，更参以栀子豉汤、胃苓汤、小承气汤之意，清热、除湿、消胀，为谷疸正治之法，亦如《金匮要略》所言"小便当利，尿如皂角汁状，色正赤，一宿腹减，黄从小便去也"。

童子黄疸用大温中丸案

一童子饮食无度，饱则嗜卧，手心灼热，口唇白色，小便短赤，腹胀发黄。余用退黄丸治之，不应，特检大温中丸修服，未及四两而愈。香附（一斤，童便浸，炒透）、甘草（二两）、针砂（炒红，醋淬三次，一两）、苦参（二两）、厚朴（姜制炒黑，五两）、芍药（五两）、陈皮（三两）、山楂（五两）、苍术（五两，米泔浸）、青皮（六两）、白术、茯苓（各三两），为细末，醋糊丸如桐子，米饮下五六十丸。（《东皋草堂医案》）

❀【评议】 退黄丸为平胃散（苍术、厚朴、陈皮、甘草）加青矾，取伐木丸（苍术、青矾）意，李时珍言胀满黄肿往往用之，其源自张仲景用硝石矾石散治女劳疸方变化而来。用之本案，亦属对症，然不取效，恐是量轻力薄，故特换用大温中丸，此方出《丹溪心法》。《医方考》有论："方名温中者，主疗湿郁于中之义也。水谷酒食，无非湿化，传化得宜则治。一或积于中宫，则遏少火，热而病黄矣。故用苍术、香附、陈皮、青皮、厚朴以平胃中之敦阜而利其气，气利则水谷不滞；用三棱、莪术以削坚，削坚则积滞渐除；用针砂者，一借其锐金之令，以伐上中之木邪，一用其清肃之气，以除少火之蒸热也；甘草之用，和中而协诸药尔。"本案于方中略有加减，亦不失其原意。

湿热泄泻因补致黄案

大司徒李公患黄疸，当投渗淡之剂，公尚无嗣，犹豫不决。余曰：有是病而用是药。以茵陈五苓散加芩、连、山栀，二剂而愈。至辛卯得子，公执予手而喜曰：医方犹公案也。设君避毁誉，残喘安得享余年而遂付托之望哉！

疏曰：此案又见别集，向时湿热泄泻，因未生子，惑于人言淡渗之剂能泻肾，因服参、芪之药，后变为黄疸，小便不利，胸腹满胀云云。此是湿热为患，固非渗淡之药不治。若以脾虚所致，则应补气为先。而此案本无虚象，故服参、芪而变黄疸也。先生直以淡渗之品除之，所谓有是病即是用药，孰谓先生好补者哉？（《薛案辨疏》）

❀【评议】 原案甚简，疏中甚详，所言甚是！

❀ 蓄血发黄如狂案 ❀

应有王治中，遍身发黄，妄言如狂，又患胸痛，手不可近，此中焦蓄血为患，用桃仁承气汤一剂，下瘀血而愈。

疏曰：遍身发黄，不必属瘀血也，因妄言如狂，胸痛手不可近，故知为蓄血也；妄言如狂，不必属蓄血也，因遍身发黄，故知为蓄血也；蓄血不必属中焦也，因胸痛，故知为中焦蓄血也。（《薛案辨疏》）

❀【评议】 桃仁承气汤（桃仁、桂枝、大黄、芒硝、甘草），方出《伤寒论》，其文曰"太阳病不解，热结膀胱，其人如狂，血自下，下者愈。其外未解者，尚未可攻，当先解其外。外解已，但少腹急结者，乃可攻之，宜桃核承气汤。"原主下焦蓄血之瘀热互结证，与"瘀热以行"之黄疸病机相合，故亦可用治遍身发黄。然本案胸痛，当属上焦，何以断为中焦？又桃仁承气汤，当主下焦，既断为中焦，又何以用之？故知此汤，无论上、中、下焦，但凡是瘀热互结，都可用之泻热逐瘀，《伤寒论》条文须当活用，不可死拘。

谷疸用猪肚丸案

沈十九　能食烦倦，手足汗出，目微黄，常鼻衄。夫热则消谷，水谷留湿，湿甚生热，精微不主四布，故作烦倦，久则痿黄谷疸。当与猪肚丸，苍术换白术，重用苦参。谷疸。(《临证指南医案》)

【评议】　猪肚丸（猪肚、白术、牡蛎、苦参），载《御药院方·补虚损门》，原治"男子肌瘦，气弱咳嗽，渐成劳瘵"，"瘦者服即肥，莫测其理"。本案患者能食而不能运化，致水谷留湿生热而发黄，脾胃虚损可知，与猪肚丸补脾胃，苍术换白术，重用苦参，增强除湿热之功退其黄，药不在多，不传之秘在量上。

谷疸便秘不宜下案

张三二　述初病似疟，乃夏暑先伏，秋凉继受，因不慎食物，胃脘气滞生热，内蒸变现黄疸，乃五疸中之谷疸也。溺黄便秘，当宣腑湿热，但不宜下，恐犯太阴变胀。

绵茵陈　茯苓皮　白蔻仁　枳实皮　杏仁　桔梗花粉（《临证指南医案》）

【评议】　夏暑内伏，秋凉外感，寒热交战，则初病似疟。后成谷疸者，食谷而犯，脾胃有损也。虽见便秘，仍曰不宜下，恐犯太阴变胀，是叶天士之谨慎以顾护脾胃。医家不同，治亦不同，如是张子和，必不致此，但殊途同归，湿热发黄，下之可去，宣之亦可去。本案用杏仁、桔梗宣上焦肺气，气行而湿化；蔻仁、枳实宣中焦脾气，芳香化湿，行气宽中而除便秘；茵陈清热利湿退黄，佐天花粉加强清热之功，佐茯苓皮甘淡渗湿，使湿热从下焦而去。同是宣上、中、下三焦湿热，本方可与《温病条辨》之三仁汤相参见。

黄疸瘀热久聚恐结痈疡案

王　右胁高突刺痛，身面发黄，不食不便，瘀热久聚，恐结痈疡。*湿热郁蒸。*

大豆黄卷　木防己　金银花　生牡蛎　飞滑石
苡仁（《临证指南医案》）

❋【评议】　不食不便，为瘀热聚中，上格下关也，右胁已现高突刺痛，延久唯恐痈疡结成。金银花，乃外科痈疡要药，仙方活命饮、五味消毒饮、四妙勇安汤等阳证痈疡常用方中俱重用之。本案集大豆黄卷、防己、滑石、苡仁，一众清热利湿之药，退湿热郁蒸之黄疸，更入金银花、生牡蛎，痈疡已结则清之消之，尚未结成则预之镇之，思虑周全。

❋ 劳倦外感误治发黄案 ❋

黄　一身面目发黄，不饥溺赤。积素劳倦，再感温湿之气，误以风寒发散消导，湿甚生热，所以致黄。

连翘　山栀　通草　赤小豆　花粉　香豉
煎送保和丸三钱。（《临证指南医案》）

❋【评议】　积素劳倦，脾胃受伤，水湿不化，蕴久生热，更再感湿温之气，内外相合，已足以致黄，又误以为风寒，而用辛温之剂发散，辛温助热，邪热更甚而黄疸病发，一身面目俱黄。故用连翘、香豉清宣其热，栀子、通草、赤小豆清热渗湿，天花粉《名医别录》谓其能治"八疸身面黄"，再入保和丸消食导滞，治其不饥，诸药合用，共奏拨乱反正之功。

🌸 心下痛络脉瘀热渐黄案 🌸

刘三九　心下痛，年余屡发，痛缓能食，渐渐目黄溺赤。此络脉中凝瘀蕴热，与水谷之气交蒸所致，若攻之过急，必变胀满，此温燥须忌。议用河间金铃子散，合无择谷芽枳实小柴胡汤法。脉络瘀热。

金铃子　延胡　枳实　柴胡　半夏　黄芩　黑山栀　谷芽（《临证指南医案》）

🌸【评议】　心下痛久，必有碍饮食，水谷不能运化，聚湿生热。叶氏有云"初病湿热在经，久则瘀热入络"，络脉中日渐凝瘀蕴热，与脾胃中水谷之气交蒸而发为黄疸。"久病入络"乃叶天士的重要学说，常使用辛温香燥之药，令药力可达络脉而行辛散、温通、香透之功。但本案为瘀热互结，用温燥之药恐助热伤阴，而使瘀热更甚，故议用金铃子散，以金铃子能降火逆，延胡索能散结血，一泄气分之热，一行血分之滞，使络中热消瘀散。本虚标实之人，不可骤用攻下，故合用谷芽枳实小柴胡汤法，消食导滞，除脾胃中湿热。兵分二路，并行取效。

疸后思郁损伤心脾案

张三二　夏秋疸病，湿热气蒸而成，治法必用气分宣通自效。盖湿中生热，外干时令，内蕴水谷不化，黄乃脾胃之色，失治则为肿胀。今调治日减，便通利，主腑已通，薄味自可全功。平昔攻苦，思必伤心，郁必伤脾，久坐必升太过，降不及，不与疸症同例。疸后郁损心脾。

归脾丸。(《临证指南医案》)

⚫【评议】　湿热黄疸病后，自当以清淡薄味调理，滋补厚味，容易助湿生热，令湿热余邪复燃为患，不宜骤用。但本案患者，平素苦思郁结，损伤心脾气血，必现一派虚象，有是证则用是药，不可拘于疸症惯例。故用归脾丸，参、术、芪、草以健脾益气，茯神、远志、枣仁、龙眼、当归以养心补血，佐以木香，补而不滞，滋而不腻。心者，脾之母，本方心脾同治，重点在脾，脾旺则气血生化有源；气血并补，重在补气，气者血之帅，气旺血自生，血足则心有所养，诸差可解。

湿热发黄聚痰生疮案

叶　久寓南土，水谷之湿，蒸热聚痰，脉沉弦，目黄，肢末易有疮疾。皆湿热盛，致气隧不得流畅。法当苦辛寒清里通肌，仿前辈痰因热起，清热为要。

生茅术　黄柏　瓜蒌实　山栀　莱菔子　川连半夏　厚朴　橘红

竹沥、姜汁丸。(《临证指南医案》)

【评议】　患者久寓南土，地卑湿重，蒸热聚痰，阻滞气隧，发黄生疮。故用《太平惠民和剂局方》平胃散(茅术、厚朴、橘红)主以燥湿，入莱菔子加强行气化湿之功，合用仲景小陷胸汤(瓜蒌、川连、半夏)清热豁痰，除其痰热胶结，又痰因热起，清热为要，故入栀子、黄柏加强清热之功。竹沥、姜汁为丸，叶氏常用，不可因其小而忽之。《本草衍义》谓"竹沥行痰，通达上下百骸毛窍诸处"，"为痰家之圣剂"，《丹溪心法》谓"竹沥滑痰，非姜汁不能行经络"，其功亦大矣。

久雨入山瘴湿发黄案

今年二三月，久雨阴晦，入山行走，必有瘴气湿

67

邪著于脾胃，腹中胀闭，溏泄夹积，溺赤不爽，目眦肌肉悉黄。夫湿为阴邪，郁久必热，热自湿中而出，当以湿为本治。

生茅术　炒厚朴　猪苓　草豆蔻　新会皮　绵茵陈　泽泻　茯苓皮

木香汁磨入。（《叶氏医案存真》）

【评议】 本案为山岚瘴湿，郁热发黄，热自湿出，以治湿为本。故采胃苓汤意以除湿，加茵陈退黄，入草豆蔻、磨木香汁以逐瘴。木香，《神农本草经》就载其可"辟毒疫温鬼"，《隋书》言樊子盖为武威太守，炀帝"车驾西巡，将入吐谷浑，子盖以彼多瘴气，献青木香以御雾露"，则使用芳香逐秽之物来驱除瘴气，早已沿用成俗，久雨入山，当先备之以防。

湿浊发黄以辛香逐秽宣通法案

湿浊内蒸，瘀热发黄，三焦壅遏，浊气迷漫，又非有形质滞，此辛香逐秽宣通，是一定法。日期既多，恐浊闭神昏，另以银花汤，化至宝丹二粒。

绵茵陈　白豆蔻　茯苓皮　厚朴　草果　滑石　杏仁　木通　鲜菖蒲根汁

复诊：

绵茵陈　厚朴　江枳实　草果仁　细木通　黑山栀　云茯苓　黄柏（《叶氏医案存真》）

❀【评议】　湿浊弥漫，其本在中焦脾胃，故辛香逐秽宣通法，乃兵分三路，以中焦为重，用白豆蔻、厚朴、草果、菖蒲根汁众辛香逐秽之药，逐中焦湿浊秽气，杏仁以宣上焦，茯苓皮、滑石、木通以通下焦，为一定之法。至宝丹（麝香、龙脑、牛黄、犀角、玳瑁、琥珀、安息香、朱砂、雄黄、金银箔），《温病条辨》谓其"会萃各种灵异，皆能补心体，通心用"，以化浊开窍为主，治痰热内闭心包之神昏证，用银花汤送，增强清热解毒之功。俗谓"不声不响至宝丹，乒乒乓乓紫雪丹，稀里糊涂牛黄丸"，并称"温病三宝"。

❀ 黄疸痰浊胶结案 ❀

痰滞得秽浊胶结，湿中热起，蒸变发黄，脘中痞闷，病在气分。两进消导理气，面目黄色略减，而痞结如故，议与治疸疏滞，兼以苏合香丸逐秽为法。

茵陈　草果仁　枳实　厚朴　广皮　木通

暮服苏合香丸，一丸三服。

复诊：

生白术　茯苓块　茵陈　猪苓　厚朴　滑石　泽泻（《叶氏医案存真》）

❀【评议】　本案痰浊胶结，聚湿生热而黄，已两进消导理气之剂，面目黄减则湿热稍退，痞结如故则痰浊仍然胶结。故于茵陈等治疸疏滞正方之中，特加入芳香逐秽之苏合香丸，集苏合香、安息香、麝香、冰片、丁香、木香、沉香、檀香、乳香等十余种香药，辛香芳窜以透胶破结，逐其秽浊滞痰。复诊全是利湿退黄之剂，可知痰浊痞结已除，依常法调治善后。

❀ 黄疸伏邪余热未尽案 ❀

目黄，舌刺，色赤，伏邪余热未尽。

鲜生地　麦冬　川斛　蔗汁　竹叶心　花粉　鲜地骨皮　梨汁（《叶氏医案存真》）

❀【评议】　伏邪余热，最易耗伤阴液，上而咽干舌刺，下而肠燥粪结，本案方中全是甘寒生津之品，叶氏更擅用梨汁、蔗汁等生药鲜汁，其力尤胜。后世吴鞠通因之衍生出雪梨浆、五汁饮、益胃汤、增液汤等一众养阴名方，用于温病之热灼津伤、胃阴亏损、无水舟停等症，皆祖本方，取之一二，便获良效。

🐝 木亢土困湿停热瘀而黄案 🐝

面目悉黄，微见黑滞，烦渴腹满，左脉弦数，右脉空大，此内伤发黄，为厥阴肝木，太阴脾土，二脏交伤之候也。夫肝为风脏，其性喜伸而恶屈，郁则木不得伸而屈矣。郁极则其气盛，而风乃发，风发必挟其势以贼脾。脾为湿土之司，土受克，而气不行，则湿胜矣。风性虽善行，遇湿以留之，反壅滞经络而不解，由是湿停热瘀，而烦渴有加，其发黄也必矣。虽曰风湿所致，实由木亢而不宁，土困而不舒，非外来风湿之比。况黑色见于面，则知并伤其肾，以脾病不行胃中谷气入肾，反将脾中浊气下流，故于黄中见黑滞耳。即其腹满，亦是中气不行，虚热内壅，非结热当下之比。若误下之，则脏气空虚，风从内生矣。若误汗之，则阳气外解，湿愈不能行矣。为商治法，平肝之亢，扶土之虚，兼解郁热，以清气道，除湿蒸而和中气。

人参　白术　白芍　黄连　山栀　归身　丹皮　茵陈　秦艽　柴胡　甘草　半曲（《叶氏医案存真》）

🌼【评议】　平肝之亢，柴胡、当归、白芍也；扶土之虚，人参、白术、甘草、半曲也；解郁热烦渴，黄连、栀子也；退面目悉黄，茵陈、秦艽也；消面见黑滞，丹皮也。

🌸 伤寒发黄表证虽久犹在仍当解表案 🌸

癸亥年四月，项左宜兄之令岳（竭田人姓胡字培生）患伤寒，至第八日，人已昏沉，医者谓必不治矣，已托乃婿为买板备后事。乃婿左宜兄托余往为视之，其脉浮洪数紧，发热，头与浑身俱痛，面与目珠及一身俱发黄，口中燥渴之极，一夜约饮汤水一桶。视其前两日所服之药，乃黄芩、山枝、花粉，清热解渴之剂，而渴愈甚，热愈不退。前医更用黄连、石膏，幸药未服。余曰：头痛发热，表邪未除，即用寒凉以凝之，表邪如何得解？且以阴从阴，更将引邪归内，安得不燥渴发黄。伤寒太阳经用白虎汤者，以大汗出后，大渴不解，故用石膏。今发热无汗，不思解其表，而以寒伏其里，其不死也几希矣。余思伤寒太阳及阳明经中发黄症，用茵陈蒿汤，内有大黄。然此症表邪未去，则大黄非所宜，惟用茵陈五苓散，能解太阳入府之邪，又以利小便而去湿热，内加羌活（一钱五分）、川芎（五分）、防风、柴胡（各八分），以重解其表。急令煎服，且嘱之曰：服头药后，如发燥，即是要作汗，不要怕，待有汗出，即不必服复渣药。服药后，果烦躁之极，将衣带尽扯断。幸先与说明，其家人不至忙乱。未几大汗淋漓，浑身痛头痛俱止，遂安神熟睡矣。夜复发寒热，至三更复出汗一身，此后热不复发，亦不复作渴，不但吃粥，并欲吃饭。次日照前药，去柴胡、羌活、川芎，加山枝、薏苡服二剂而黄色尽退，饮食如常。病者发汗之次日，其前原医在邻家看病，有携余方示之者，云某病之危，服此表药得愈。前医者大发议曰：伤寒八日，如何还表得，此命休矣。而孰知彼云休者不休，前云不治者竟治耶。余初举方时，即知俗医不解用表之理。因批于方案曰：仲景云：日数虽多，但见有表症而脉浮者，犹宜汗之。奈何云八日便不可表耶？且太阳一经有留连半月二十日尚可表者，况七八日乎？彼医未读仲景书，辄敢医治伤寒，余方中引经立案，彼又不解，且病已愈，而犹生议，真不知其为何心。（《医验录》）

⚫【评议】《伤寒论》有"伤寒，瘀热在里，身必黄，麻黄连轺赤小豆汤主之。"方中麻黄、杏仁、生姜、大枣、甘草以解表和中，连轺（连翘根）、赤小豆、梓白皮以去湿热退黄，用于表证未解之湿热黄疸，可与本案互参。

疸症病虚用补不必论年纪案

甲子秋月，潜口汪树人兄患疸症，目珠及面上通身皆发黄，胸膈不宽，饮食不进，背恶寒，两关脉弦细。余曰：此虽疸症，乃阴疸也，不可照寻常治疸用清热利湿之药。余用附子理中汤，加肉桂、茯苓、泽泻、茵陈、木香、陈皮。服二剂，胸膈宽，能饮食，黄色退其半。再照前方，去木香，服三四剂而全愈。是年湿土统运，至秋四之气，又是土气相交，故是时人多生疮及疸症。同时舍侄辈三四人，皆疸症，此皆用山栀、黄芩、茵陈、灯心之类，治之而愈。独大小儿甫十五岁，亦患此症，亦照树人兄所服之药治之，只加苍术一味，服三四剂而愈。树人兄年才二十余，用前药已觉不合，兹十五岁之童子，亦服此药，更觉不相宜矣。然非此药，病必不愈，不惟不愈，且成大患。可见用药，只求对症，不必论年纪。每每见少年病虚者，问名医可用参否？辄答云：如此年纪，便要服参，何时服得了？而村翁多奉为名言。殊不知用药所以疗病，而病非计年以生。若非虚症不当用参，即八十岁老人亦不可用。若是当用参之虚症，即一二岁孩童亦当用。若必待年纪老成而后用，其如虚病年不能待何？况虚痨不足之症，又偏在少年人也。伏惟[①]病人自量虚实，勿为此种名言所误，而医者亦惟对症发药，勿执成见，则杀机渐息矣。（《医验录》）

● **【评议】** "少年不可用参"之论，在一定条件下是成立的，无病而乱进补，补药偏性，助湿生热，扰乱正常气机，易导致肥胖、性早熟等不良后果，在富贵之家，或长辈过于宠溺，常可见之。《黄帝内经》言"气增而久，夭之由也"，故此论乃是针对社会上"无病进补"之风而言，若明见虚症，则无论老幼，仍当用补，不可一概否认。一般民众，往往缺乏这种分析能力，只见其鱼而不知其渔，生搬硬套，今日听专家一言，明日从权威一语，遂致迷惑，茫然而计无所出，医者当知此情，细为分辨，不可轻忽。"有是证即用是药"，何尝以年龄为限也。

调其土而疸自愈案

柴屿青治觉罗玛德夫人，病疸。医投茵陈五苓散未效，又合末药服之，肌肤白眼皆如金色，转致不思饮食，右关缓弱特甚。柴曰：胃为水谷之海，脾为仓廪之官，腑脏失职，湿热滋甚。今惟有调其土，使能

---

① 伏惟：表示伏在地上想，下对上的谦敬之辞。

健运，湿热自去，不必治疸，而疸自愈矣。用六君子汤加厚朴、炮姜以温中，神曲、麦芽以助戊己之化，不数剂而全愈。(《续名医类案》)

⊛【评议】 脾胃虚损而发黄，用茵陈五苓散，但利湿热而本虚未除，故不见效。本例用六君子汤加味，其辨证的着眼点在于脉"右关缓弱特甚"，足见脾虚已极，乃治病求本之意也。"惟有调其土，使能健运，湿热自去，不必治疸"，道出了立法处方用药的真谛，值得细玩。

❀ 少年伤食病疸案 ❀

万密斋治一义子，年十五，病疸，面目俱黄。问之，对曰：伤食起，腹中大热又痛。乃立一方，用黄柏、栀子等分，大黄减半，以退其热；猪苓、泽泻、茯苓、苍术等分，以去其湿；枳实、厚朴、神曲，以去其食积；茵陈蒿倍用，以去其黄。共为细末，酒糊丸，车前子煎汤下。三日后，吐出黄水二碗许，胃中不热。又二日，泄三行，腹中不痛。十日以后，小便渐清，黄亦减矣。(《续名医类案》)

⊛【评议】 清热、祛湿、消积、退黄，井井有条，面面俱到。颇切肯綮，是以奏效。

疸治两月成劳损案

魏玉璜曰：徐横薇，年二十余，病疸，服山栀、茵陈、五苓、六一之剂将两月，不效。脉之，弦细而驶①，面目爪甲俱淡黄，语言迟倦。谓之曰：君以黄疸求治，此其余症耳，今病成劳损矣。乃竦②然曰：诚有之，近来夜卧不宁，晚即发热，黎明始退，咳嗽痰稀，腰膝疼痛，然治之当奈何？曰：病缘阴虚火盛，肝热久郁，移其所胜，故食少便溏，发为黄症。与酒谷诸疸为湿热熏蒸者不同，乃服苦寒渗利，重伤其阴，致成劳损。今宜峻养肝肾，俾嗽止热退，食进便调，而黄自消矣。与集灵膏加减十余剂，诸症渐退，黄亦愈矣。(《续名医类案》)

【评议】 脉弦细而数，知肝郁有热；面目爪甲淡黄，语言迟倦，知脾伤气血俱亏；夜卧不宁，夜热早凉，知阴虚火盛，扰动心神；咳嗽痰稀，腰膝疼痛，知肺肾俱伤。五脏劳损已现，用集灵膏（生熟地、天麦冬、人参、枸杞、牛膝）加减，补五脏气，养五脏阴，劳损去，病根除，而黄自愈。

---

① 驶：马快跑，泛指疾速。
② 竦（sǒng）：恭敬；肃敬。《说文》："敬也。"

❀ 疸症数治脾肾两亏案 ❀

金鲁胆，年四十余，馆于时医汤静公宅，病疸，诸治不效。已历数医，最后一人与草头方四味，中有六月雪，余忘之矣，服之增剧。脉之，软无神，略数。外症目黄如橘，面额则黄而黑暗，腹大脐凸，便溏食少，动则气促，知为脾肾两亏，近乎女劳一症，乃疸中最难治者也。与熟地、山药各一两，杞子、枣仁、米仁各五钱。彼疑太补，持以问汤。汤老医也，谓曰：方极是，第吾辈素不用此，姑试之。一剂减，二剂又减。再诊，脉渐起，仍前方八剂全愈。（《续名医类案》）

❀【评议】 本案患疸，历经数治，不免为凉药所伤，已成脾肾两亏之候。故方中一方面重用熟地补肾生精，枣仁、枸杞酸甘益阴以助之；一方面重用山药健脾止泻，苡仁以助之，又能渗利湿热。其疸症虽曰难治，用药建功则速，应非日久不愈，变生肝硬化腹水等重症之属。

❀ 燥热发黄案 ❀

朱天一年二十余，喜食糖及燥炙诸饼，忽病黄，

78

面目如金。脉之，两关数实有力，尺滑。大便六七日不行，小便黄涩。此敦阜①太过燥热，如以素瓷覆火，其色必黄，非湿症也。与小承气汤加当归、白芍，一剂便行而瘳。（《续名医类案》）

● 【评议】 少壮之人，阳气充沛，又喜食糖及燥炙诸饼，助热化燥，致肠中粪结六七日不行，正如《伤寒论》言"两阳相熏灼，其身发黄"，当下之。故以小承气汤（大黄、枳实、厚朴）泻下燥屎，又加当归、白芍以润肠中津液之枯涸，一剂便行，燥热得除而瘳。

疸病初愈不可骤服滋补案

裴兆期曰：凡泻病、痢病、虫病、疳病、水病、酒病、疸病，于初愈时，断不可骤服滋补之药。盖此数症，以湿为本，滋补之药，乃助湿热之尤者，骤服之，少不致害。昔当湖一孝廉，余通家世好也，为人偏滞多思，无事而恒戚戚，偶于甲午秋病疸，后虽治愈，而饮食未能复原，则脾尚虚而湿未清也。值公车北上，一医以天王保心丹数斤为赆②，一往舟中，饵

---

① 敦阜：土的别称。指土运太过。
② 赆（jìn）：临别时赠送给远行人的路费、礼物。《说文》："会礼也。"

无虚日，渐觉胸膈窒碍，饮食日减，入春而疸病复作。迨归而形容枯槁，仅存皮骨，其腹庞然，按之如石。此余往视，则真气已衰败无余，无可措手矣，越旬而殁。此亦误投滋补之一验也。（《续名医类案》）

❀【评议】 人情往来，送名贵滋补药品、酒品、保健品等，为中国特色。国人崇尚补药，无病尚思进补，更何况真正病后体虚。然进补之人少有知医懂药，不辨体质，不分病证，胡乱进补，枉道速祸，本案诚以为戒！

❀ 老年黄疸开太阳温太阴案 ❀

老年脉沉目黄，不饥不食，腹痛自利，后坠溺涩。此长夏湿邪，伤于太阴脾位，阳不运行，湿热凝注。法当温脾导湿，佐辛香以宣浊。补中益气，甘温升守壅气，宜乎䐜胀。议开太阳温太阴方。

木防己　川桂枝　大腹皮　生厚朴　草果仁　新会皮　小茵陈　茯苓皮（《扫叶庄一瓢老人医案》）

❀【评议】 本案湿邪为患，祛湿为本，辛香宣通为大法，虽有老年脾阳不运，亦忌甘温补中，防壅气䐜胀。方用桂枝，辛以宣之，开太阳也；草果、大腹皮、厚朴、陈皮，芳香化之，温太阴也；茵陈、防己、茯苓皮，导湿热从下焦出而退黄。

🌸 黄疸治后目黄不退案 🌸

吴，黄疸症，初服茵陈、苍术、赤苓、木通不效，改服茵陈栀子大黄汤，大小便通，目珠不变。询其自病以来无汗，因照原方去大黄，用茵陈、香薷、白术、黄芩、山栀、木通，加葱白二寸，桂枝六分。三服而目珠净白，黄色大减。此症始于风寒袭于肌表，初时经手之人，未曾解表，以致邪热留于经脉，故得桂枝、葱白，荣卫一和即解。（《黄澹翁医案》）

🌸【评议】 茵陈栀子大黄汤，即仲景茵陈蒿汤，方中茵陈清热利湿，为退黄之要药，栀子、大黄苦寒泻热，疗小便之赤涩，攻大便之秘结，前后分消，大小便通而黄自退。然本案表证未解而用之，虽未造成邪热内陷之结胸证，但邪热留于经脉，上熏于目而目黄不退，故解之即愈。

🌸 黄疸久湿久积固结肝脾案 🌸

疸病书载有阴有阳，则症与脉自有阴阳之分，而脏亦有阴阳之殊。所以书载疸阳，其脏亦阳，其黄明润，其形坚强，其气雄壮，其症烦躁，身热口渴，多食善饥，小水热痛，或大便秘结，脉洪滑有力，此是阳疸。又载疸阴，其脏亦阴，其黄暗晦，其色憔悴，其气短小，其声低微，其性畏明喜暗，或怔忡眩晕，畏寒少食，四肢无力，大便下泄，小水如膏，是为阴疸，与病阳疸之症，大相径庭。但此人所易辨，惟有阴阳错杂，寒热互见，虚实混淆，症实难明。谓之是阳，而阳有阴杂，或其胃气不壮，正气不振；谓之是阴，而阴有阳见，或是五心发热，二便俱涩。温补恐其热助，苦寒恐其寒胜，非不辨其邪正，审其脉息，分其轻重，别其先后，使药归于至平，何以克效？岁乾隆乙亥，余因张宗伯病疸求治。余谓治疸之法，举世通用茵陈、栀子、大黄、苍术、炒柏、连翘、泽泻、枳壳以治阳，茵陈、苍术、桂枝、附子、干姜、川朴、半夏以治阴，然治阴治阳，其药甚多，斯不逐一分辨，则尤有碍。如邪初在表，不论是阴是阳，症见恶寒头痛发热，即当急为表散，切不可早用凉药内陷。如桂枝、麻黄、升麻、干葛、柴胡、羌活、独活、防风、荆芥、薄荷、川芎、桔梗、香薷，在人选用；有湿，则宜泽泻、茵陈、栀子、苍术、茯苓、木通、车前、滑石、赤小豆以为开导；有热，则宜大黄、黄柏、连翘、黄芩、黄连、硝石、石膏、知母、苦参、常山、桃仁、菊花、灯草以为清解；有寒，则宜附子、生姜、川椒、巴霜、吴茱萸、白蔻、砂仁、使君子以为温燥；有痰，则宜南星、半夏、天麻、矾石、广皮以为开豁；有气，则宜枳壳、枳实、川朴、槟榔、青皮、杏仁以为苦降。其有坚积在肝而见黄肿，则宜青矾烧变为皂，而治痰湿血块；至于坚积在脾，则用锅煤以磨，并用针砂醋煅化为黄衣，以下而消其肿；酒积挟热内触而见黄肿，宜用瓜蒂一味以吐；气血俱虚而见脉沉，则宜当归、白术、人参、黄芪、炙草、猪膏、乱发、鳖甲、白芍、苦酒以为温补。尤宜相其病症以施。若是女疸而见额黑，则宜硝石、矾石、大麦粥汁和水以服。瘀结疸燥，则用猪膏、乱发。女痨湿热内乘，则用东垣。肾疸，药皆升发利湿，如升麻、防风、羌活、独活、柴胡，皆用其根。如是融会贯通始得。今兄形瘦神枯，饮食不进，似非甚实，而六脉惟肝与脾弦涩，则又似有久湿久积，固结于脾于肝。但不先扶其胃，则诸药不行，当用茯苓、砂仁、广皮、半夏以温其胃，胃胜，则谷食日进。随用丹溪小温中丸，取其内有针砂及加锅煤以除脾积；并用蓬头祖师伐木丸，取其内有皂矾伐木以除肝积，则其疸始化。若徒执其阴阳二疸，而不分其先后急缓，反加磨积之药，必致流连不解。

阴疸阳疸，迥然各别，即阴阳错杂，疸见亦所易辨。惟有女疸额黑，瘀结疸燥，既房痨肾疸，并湿热坚积肝脾之当留心细察。男省吾识。（《锦芳太史医案求真初编》）

◉【评议】 人受水谷之气以生，而水谷皆入于胃，《黄帝内经》言："五脏六腑，皆以受气"，故"人以胃气为本"。患者饮食不进，则元气不充，形瘦神枯。诸药入口，亦必先入胃而后行及诸经，故本案先扶其胃，得谷进药行，乃医家之王道。再用小温中丸（苍术、川芎、香附、神曲、针砂）、伐木丸（苍术、皂矾），除肝脾之久湿久积。若无先时之顾护胃气，久病久虚之体又何能当此刻之消磨攻伐，必致流连不解，所言非妄也。

❀ 黄疸积湿伤阴案 ❀

证属气郁湿郁，致发黄疸。前用燥湿分清之法，未见大效，小溲仍短，大便微带黑色。此积湿伤阴之候，病势不浅，再拟化湿参滋阴法。

生於术　炒黄连　紫厚朴　萆薢　赤苓　生谷芽　陈阿胶　炒黄柏　生苡仁　茵陈　猪苓（《斡山草堂医案》）

◉【评议】 气郁伤肝，湿郁伤脾，郁久化热，病发黄疸。燥湿分清，为治疸常法，然未见大效。观其大便微带黑色，知有伤阴下血，故选用阿胶滋阴补血，黄连、黄柏清热坚阴，余则为治湿退黄惯用之药，无需多述。

疟后留热发黄案

疟邪之后，留热未除，先天固不足，后天亦不振。肾为先天，脾为后天，脾肾不足以化精微，酿生湿热，湿遏发黄，五液不充，热留阴分，致生潮热，阳明气至则啮齿，肾虚肝热则抽搐，脉来滑数无神。滋少阴理阳明，化湿浊清留热，顺其性以调之。

香青蒿二钱　细木通一钱　川黄柏一钱　粉草梢一钱　炙鳖甲三钱　鲜石斛三钱　赤茯苓三钱　陈广皮一钱　大生地四钱（《王九峰医案》）

【评议】　留热未除，邪伏阴分，蕴久发黄，并滋生各种病端。本案重在治阴分之留热，故采《温病条辨》青蒿鳖甲汤意，用鳖甲咸寒，直入阴分搜邪，清深伏之热；青蒿辛寒，其气芳香，清热透络，引邪外出。吴鞠通自释："此方有先入后出之妙，青蒿不能直入阴分，有鳖甲领之入也；鳖甲不能独出阳分，有青蒿领之出也。"内清外透，使阴分伏热宣泄而解，再助以生地、石斛、黄柏滋阴清热，木通、赤苓清利湿热，陈皮、甘草调中和味，共成除邪退黄之功。

疸而腹满者难治案

施　三疟止而复作，腹满平而又发。今目黄脉细，面黑溺少，防延黑疸。然疸而腹满者难治，姑与分消。

制附子　大腹皮　陈皮　麦芽　绵茵陈　赤苓滑石　焦山栀　通草　瓜蒌皮

渊按：疸而腹满，前人未言其故。余谓肝脾脏气两伤，木土相克也，故难治。

复诊　面色黧黑，腹满足肿，脉沉而细。此脾肾之阳不化，水湿阻止于中，证势甚重，且与通阳燥湿。

四苓散　肉桂　川朴　陈皮　大腹皮　焦六曲细辛　香橼皮　麦芽（《王旭高临证医案》）

● 【评议】　黄疸而见黑色，一般认为是到了疸症后期，肾虚瘀阻而气血衰败之象，《诸病源候论》谓"是夫黄疸、酒疸、女劳疸，久久多变为黑疸"，常预后不佳，故《千金方》有"若成黑疸者，多死"之说。本案疸症，目黄面黑，腹满足肿，平而又发，恐得之既久，已成肝硬化腹水重症，正是《伤寒论》黑疸"腹满者难治"之候。用药上则无非于通常治疸剂中，多加了附子、肉桂等助阳化湿之品，效果应不明显，从案中用语"姑与""且与"等亦可看出。此症于古于今，皆属难治，临床上多加补益活血之品，或可冀挽回一二。

黄疸湿中生热用苦辛寒法案

某　初十日　六脉俱弦而细，左手沉取数而有力，面色淡黄，目白睛黄，自春分午后身热，至今不愈，曾经大泻后，身软不渴，现在虽不泄泻，大便久未成条，午前小便清，午后小便赤浊。与湿中生热之苦辛寒法。

茵陈四钱　杏仁三钱　滑石六钱　茯苓皮五钱　通草钱半　黄连一钱　苡仁四钱　蚕砂三钱　黄芩二钱　海金沙四钱　苍术炭三钱

十三日　前方内去苍术，加石膏，增芩连。（《吴鞠通医案》）

●【评议】　本案黄疸，湿中生热，用苦辛寒法，重在辛开苦降，斡旋三焦气机以除湿。方中杏仁宣通上焦，蚕砂、苍术调达中焦，滑石、茯苓皮、通草、苡仁、海金沙通降下焦，再入芩连清热燥湿，茵陈清热利湿，无不以治湿为本。本方祛湿之力颇强，清热之力稍弱，故二诊去苦温之苍术，更加石膏，并增大芩连用量，以求湿热同去。

❀ 酒客阴黄便血案 ❀

胡　三十岁　乙酉年九月十七日　本系酒客，湿中生热，久而发黄，颜色暗滞，六脉俱弦，其来也渐，此非阳黄，况粪后见红，非又为小肠寒湿乎？

灶中黄土八两,代水先煎　熟附子三钱　茵陈五钱
苍术炭三钱　黄柏三钱,炒　猪苓三钱　泽泻三钱　云茯苓三钱

煮三杯，分三次服，五帖全愈。（《吴鞠通医案》）

❀【评议】　本案阴黄便血，乃合茵陈术附汤、五苓散、黄土汤三方治之。前两方为阴黄常用之方，后一方出《金匮要略》，原文谓"下血，先便后血，此远血也，黄土汤主之。"《金匮要略心典》注曰："下血先便后血者，由脾虚气寒，失其统御之权，而血为之不守也。脾去肛门远，故曰远血。黄土温燥入脾，

合白术、附子以复健行之气，阿胶、生地黄、甘草以益脱竭之血，又虑辛温之品，转为血病之厉，故又以黄芩之苦寒，防其太过，所谓有制之师也。"然本案毕竟是酒客发黄，不离乎湿，故去阿胶、生地、甘草之滋腻中满，苍术代白术，黄柏代黄芩，为二妙散意，增强清热燥湿之功，以防湿中生热之复燃也。

🦋 伤精发黄案 🦋

许 伤精发黄，头眩面浮，腰膝乏力，足心如烙，脉洪大而虚。用薛氏六味丸，君茯苓，去泽泻，加生地、牛膝（酒蒸熟）、莲子、薏仁，汤丸兼服，饭后用甘菊（炒）、黑山栀、嫩桑叶、钩藤泡汤，服数月而痊。（《类证治裁》）

🦋【评议】《黄帝内经》言"肾者，主蛰，封藏之本，精之处也"，伤精发黄，责之于肾。又，肾主骨生髓，真阴既损，水不制火，故症见头眩面浮，腰膝乏力，足心如烙，脉洪大而虚。治用薛氏六味丸加减，方中熟地、山茱萸，滋阴补肾，填精益髓，生地、牛膝助之，合丹皮，又能凉血活血，导热下行；"然黄家所得，从湿得之"，故茯苓为君，健脾渗湿，山药、莲子、薏仁助之，泽泻纯利无补，故去之。丸者，缓也；汤者，荡也。恐阴虚内热，丸药太缓，清之不及，故用甘菊、山栀、桑叶、钩藤，泡汤以涤除之。有形阴精，不能速生，无形之热，所当急清，故汤丸兼服，数月而瘥。

❀ 劳伤发黄案 ❀

贡　劳伤元气发黄，食减气少，目黄面晦。仿仲景法，以黄芪建中汤去桂，参入参苓白术散治之，效。后服莲子、薏米、红枣等调理，此专调补脾元，不与诸疸例治，若一例茵陈、栀子涤除湿热，恐变成胀满矣。（《类证治裁》）

❀【评议】《金匮要略》云"男子黄，小便自利，当与虚劳小建中汤。"此为中气虚损，肝失所养，疏泄失职，发为黄疸，与湿热下注膀胱之小便不利不同，此则小便自利，无需利水渗湿，故与小建中汤（饴糖、芍药、桂枝、生姜、大枣、甘草）。小建中汤者，健运中气也。本案劳伤元气发黄，黄芪建中汤即小建中汤加黄芪，再参入参苓白术散，更增强补益中气、健运脾胃之力；去桂者，防桂性热引火也。

疸久不愈脉大为劳案

石　阳黄乃从热化，瘀热在里，蒸动胆液，泄而为黄，明如橘子。今目黄面色亮，头眩，胸痞不渴，肢倦少力，手足心热，大肠结，遇劳则甚，脉右大左虚濡。虽系湿甚生热，然平人脉大为劳，且疸久不愈，乃劳力伤气之候。用补中参渗湿法，潞参、茯苓、薏苡仁、於术（各钱半）、鸡内金、茵陈、针砂（各二钱）、山栀、甘菊、丹皮（各一钱）、炙草（五分）。数服，眩痞除，食颇加，去甘菊、山栀，加黄芪、白芍（俱炒，二钱）、莲子（炒，十粒）。又数服，黄渐退。（《类证治裁》）

❀【评议】　疸症日久，伤人身正气，清气不升则头眩胸痞，浊气不降则大肠为结，饮食精微不能输布则肢倦少力，湿热仍在则目黄面亮，手足心热。本虚标实之证，补中以治本，渗湿以去标。补中用潞参、茯苓、於术、炙草，脾虚不运，加鸡金消食，针砂磨积；渗湿用茵陈、苡仁，湿中生热，加山栀、甘菊清热，丹皮凉血。得眩痞除，食颇加，仍顾护脾胃之气，去清热之甘菊、山栀，加白芍与甘草相配酸甘益阴，黄芪、莲子健脾益气，合前药之力而黄退。

黄疸欲速效遂成不治案

某　长夏暑湿外蒸，水谷内蕴，脾阳失运，头眩欲呕，面如熏黄，食入作胀，午后烦而溺赤，脉濡，左略大。先宜分清法，羚羊角、山栀、茵陈、赤茯、薏苡仁、制半夏、砂仁壳、滑石、石斛、车前子、灯心，三服诸症已减。改为厚朴（姜制）、枳壳（炒）、陈皮、大腹皮、薄荷、茵陈，二服胀除。黄未退，欲速，更医，用沉香、焦术等燥品，忽发颧疽。又用犀角、黄连，午前后潮热，用生地黄、知母，黄势更剧，面晦黑，寒热额汗，腹满呕泻，舌苔腻白，膈有黏涎。复商治，予谓此湿胜也，湿壅则生热，治宜渗湿，用四苓散加半夏曲、橘白、薏苡仁、煨姜，午前服。泻减，呕沫犹是，暑湿交蒸，浊涎失降，脉见濡数，亦热从湿化象也，更用胃苓汤去白术，加制半夏、生薏仁、煨姜，其苍术（生用）锅巴汤煎。呕止泻少，惟烦热之起伏，随太阳之升沉，午未特甚，则湿去而热留也，因用黄芩、丹皮、山栀、赤苓、地骨皮、栝蒌根汁，加六一散（一钱）冲服。泻热悉止，惟神倦嗜卧，卧觉口燥，津不上朝于肺，用参、麦入加味逍遥散内，扶元生津，兼散郁蒸。脉息乃平，惟左关较大，仿《石室秘录》，用白术（五钱）、茯苓

（三钱）、薏苡仁（一两）、龙胆草、山栀、茵陈（各一钱）、潞参、黄芪（各二钱），燥脾湿，培真元，佐泻火。后仍欲速效，误服前医滋阴之剂，遂成不治。（《类证治裁》）

🌸【评议】 湿热黄疸，先以分清法，清热利湿而诸症减；后用运脾法，行气化湿而食胀除。此时湿热大去而脾阳复振，黄退只在朝夕之间。却求速愈，更医用香燥温药，助热化火，升腾于面而发颧疸。治以寒凉，寒从湿化，阻遏阳气，发为湿温潮热。又以为是阴虚潮热，用凉润滋腻药，热得湿而胶结尤甚，黄更剧，面晦黑。至腹满呕泻，苔腻涎黏，则湿亦甚矣。湿壅热盛，竟成一次轮回，欲速而不达，虚费治功。后又为之再三调理，于将愈未愈之间，仍求速效而再服前医滋阴之剂，重蹈覆辙，遂成不治。

🦋 阴黄数年面浮足肿便血腹硬案 🦋

薛 脾虚伤湿，病发阴黄，数年面浮足肿，头眩唇白，便后血，与调补药稍愈。近便血虽止，溏而不爽，小水短数，腹大而硬，身热体倦，脉细小濡数。与补中升提，佐以淡渗，腿足肿退，脉较有神。继与潞参、生术、赤苓、牡丹皮、黑山栀、茵陈、牡蛎、升麻，大便爽，热较轻。中脘偶痛，去丹、栀、升、术，加木香、陈皮、白芍药，痛除。改用肾气汤去山萸、泽泻、附子，加炮姜，腹渐软。后因不慎于口，竟以胀终。(《类证治裁》)

●【评议】　本案治疸，着重于补。病发数年，正虚邪恋，补中升清则便血止、头眩除、唇白复而脉回神，佐以淡渗则面足肿退。唯腹大而硬，恐肝脾之积已结成，消之不易，用肾气汤加减，仍以补虚为本，企正复而邪自退。然患者不慎于口，终伤脾胃而正气难复，以胀终。

🌸 久疸阴不敛阳案 🌸

耿　久疸，神疲头眩面浮，不时热渴，脉虚大。阳浮不敛，宜摄阴和阳。牡蛎、白芍药、五味、洋参、熟地黄、麦门冬、石斛、稽豆皮，数服效。(《类证治裁》)

●【评议】《黄帝内经》言："阴在内，阳之守也；阳在外，阴之使也"，又言："阴者，藏精而起亟也；阳者，卫外而为固也"，"阴平阳秘，精神乃治，阴阳离决，精气乃绝"。本案久疸伤阴，阴虚不能潜藏，使阳失所附，浮而不敛，症见神疲、头眩、面浮，不时热渴，脉虚大。故治用一派滋阴潜阳之药，所谓"壮水之主，以制阳光"也。

温病发黄案

徽州倪瑞周令郎　湿温之气，阳明蓄热发黄，非疸症可比也。今脉数无神，便闭已及二旬，肠胃枯燥，府气不通，心荣肺卫，悉被阳邪劫伤，内不守，外不固，神昏头汗有之。但延久正气日溃，邪火固踞，有正邪交脱之虞。

人参　鲜生地　大黄汁　鲜首乌　黑山栀　茵陈　麦冬　瓜蒌　川连　枳实汁　菖蒲汁　滑石（《龙砂八家医案》）

●【评议】　温邪外感，阳明蓄热，蒸动胆汁，迫其外溢则发黄；劫烁真阴，耗伤津液，则肠燥便闭；火性炎上，熏于脑府，则神昏头汗。延久正气日溃，邪火固踞，有正邪交脱之虞，当急下存阴！故用大黄合瓜蒌、枳实，泻下通腑；生地、麦冬，滋阴补液；茵陈、栀子、黄连、滑石，清热利湿退黄；人参、菖蒲，补虚开窍。温病发黄，传变迅速，自非寻常疸症可比。此病类似于重症肝炎肝昏迷，预后多恶。

❀ 黄疸腹胀足肿案 ❀

双溪舒育德先生，年四旬，病黄疸，服药无功，延至周身肿胀，昼夜不安，更医不可数计，而卒无效。适一人踵门，自谓能治，投以大下之剂，三日肿胀全消，索谢而去。此系车水放塘，误人性命不浅，景岳之言如此可怖也，而先生得以无恙者，由平日精神完固，虽斤斧亦不易摧耳。辛巳秋，余寓靖城，旧恙复作，迎余诊治。先生自言喜凉忌热，余弗之听，竟以桂附理中加苍术与服，八剂稍有应验，因请立案。余曰：先生面白唇淡，两眦全无红色，少腹膨胀，两足午后肿甚，明明阳气下陷，脾胃虚寒，肾阳衰惫，寒湿发黄之症，授以桂附理中汤，方有三善：一者脾中之阳气旺而水饮不得上僭也；一者补火生土以制阴水，所谓虚则补其母也；一者桂附大热，蒸动关门，使膀胱气化而胃中积水下消也。舍此温补一法，而欲用寒凉奏效，难矣。定方后余适归里，一医教朝服肾气丸，从阳以引阴；晚服砂半理中汤，从阴以引阳，百剂乃得全愈。因其用方服药尚合法度，故并志之。（《尚友堂医案》）

❀【评议】 黄疸延久，至周身肿胀，乃本虚标实之症。用峻药大下消肿，其人若能耐受，从而使昼夜不安得以暂缓，亦未尝不可。只是应急之法，非长远之计，取效之后，仍须日日补虚不辍，方能望其可愈。故后来旧恙复作，腹胀足肿，病根未去，在所难免也。从其面白唇淡，眦无血色，断为脾肾阳虚，寒湿发黄，用桂附理中加苍术，逐寒祛湿，温补而见效。其时虽自言喜凉忌热，非主症也，不用寒药。后以肾气丸、砂半理中汤得痊愈，亦是温补百剂而成是功。故疸症至于肿胀之时，切不可贪快求速，必当以治本之法缓缓图之！

黄疸发风疤案

刘迪莽之子殿先，幼患脾虚泄泻，病愈未能善后，以致黄色见面而成黄疸。唇淡舌白，举动气喘，形瘦体疲，缠绵五载，医药罔效。丁酉春，同邑进士刘竹芬侨寓江省，力荐余治。切得六脉迟弱，右手更甚，察其面色纯黄，眼白带青，每日早晚头面四肢发风疤二三次，圆者如曲，长者如枣，痒不可耐，以手搔之则四围晕红，中间色白。余曰：此症由脾胃停痰，健运失职，故饮食不为肌肤，寒湿久锢，遮蔽阳光，如山川出云，敷布太空，故周身色黄。至风疤一症，《经》云：火衰为痒，又云：诸痒为虚，同条共贯，俱是阳虚气弱。法宜芪术附桂，补火培土，驱阴回阳；砂蔻姜半，温中散逆，理脾涤饮。盖脾阳旺则燥可去湿，胃阳旺则浊阴下降，肾阳旺则运化有权。嘉言所谓：如天之健，如离之照，阴翳消而清明复，中土燠而稼穑登，尚何黄疸之不退耶！东家见余论病有识，遂任用大剂，连进七十余服，虽朔望不歇。又因疸症有囊在胁，授以丸药，乃得吐出绿痰碗许，面色转红，风疤顿息，不半载而体厚身肥。若非迪莽之深信不疑，安能使余奏厥功以酬知已耶！（《尚友堂医案》）

⚫【评议】 本案患者素病体虚，饮食不运，脾胃停痰，寒湿久锢，与胆液浸淫，外渍肌肉，发为阴黄，治以温补涤痰。风疤一症，类似今日之荨麻疹，阳虚气弱之人，因疲劳、冷水等触犯而发者，多有见之，可参此案。

🌺 发热用清解而身面渐黄案 🌺

张某患发热，医知其非寒邪也，用清解药数帖，腿痛异常，身面渐黄。孟英诊之，脉滑实，腹胀口干，与茵陈大黄汤，两剂便行，而各恙霍然。（《王氏医案续编》）

●【评议】 本案之症，当从后往前推。由其脉滑实，腹胀口干，与茵陈大黄汤，便行而各恙霍然，可知此前发热，应是阳明腑实之湿热为患，当下之。前医虽知其非寒邪，却断为风热表证而用清解之药，阳明腑实不为所动，更因清解之药寒凉走散，迫湿热下注于腿而发疼痛，外溢肌肤而为黄疸。寒热虽辨，表里不明，亦非良医所为。

湿温重证神昏痉遗案

翁嘉顺之妇弟吴某，劳伤之后，发热身黄，自以为脱力也。孟英察脉软数，是湿温重证，故初起即黄，亟与清解。大便渐溏，小溲甚赤，湿热已得下行，其热即减，因家住茅家埠，吝惜舆金①，遽尔②辍药。七八日后复热，谵语昏聋，抽痉遗溺，再恳孟英视之，湿热之邪扰营矣。投元参、犀角、菖蒲、连翘、竹茹、竹叶、银花、石膏，泄卫清营之法，佐牛黄丸、紫雪丹而瘳。臀皮已塌，亟令帖羊皮金，不致成疮而愈。（《王氏医案续编》）

●【评议】 本就是湿温重证，亟与清解后病势稍

---

① 舆（yú）金：车马费，即诊金。舆：车辆，尤指马车。
② 遽（jù）尔：突然。遽：急，仓猝。

缓，则知治疗及时，湿温毒邪尚在卫分气分之间。然
患者得病减后即不舍再花钱请医治之，延七八日而复
热，谵语昏聋，抽痉遗溺，则知湿温毒邪已入营灼阴
而扰神动风。其治遵叶天士"入营犹可透热转气"之
说，用犀角直清营分热毒，玄参助之，又能滋阴增液
以救焚；银花、连翘、竹叶、竹茹、石膏，辛凉清
解，内彻外达，使营分之热透出于气分而泄之；菖蒲
与牛黄丸、紫雪丹皆能开窍醒神，菖蒲（或至宝丹）
长于豁痰化湿，牛黄丸长于清热解毒，紫雪丹长于息
风止痉，故合而用之。

🌸 怀娠患痢误治发黄案 🌸

（朱湘槎令媳）其侄新泉之室，怀娠患痢，医投
温燥止涩，腹痛甚，而遍身发黄，饮食不思。孟英视
之，暑湿也。与芩、连、银花、茅根、桑叶、栀、
楝、竹叶、茵陈、冬瓜皮而愈。（《王氏医案续编》）

🌸【评议】 治痢之法，当以祛除肠中邪气为本，
且忌过早补涩，以免闭门留寇，病势缠绵不已。本案
怀娠患痢，为暑湿之邪，当以清利，所谓"有故无殒
亦无殒"也。然一般医者用药，不免因顾虑腹中胎儿
而束手束脚，清利之药固不敢施，温燥止涩却是大

忌。暑湿之邪得温燥而愈甚，因止涩而不得出路，壅滞于腹致腹痛甚，蒸动胆液外溢发黄。所幸终遇良医，以清热利湿之剂治之而愈。

瓜瓤瘟药不及救案

陈福，陡患身面如金，便血吐血，求孟英视之。身热苔垢，而肢冷手紫，脉至如丝。曰：此急黄证而兼血溢于上下，即所谓瓜瓤瘟也，药不及救。越日果亡。（《王氏医案三编》）

【评议】《诸病源候论》立有"急黄候"，指出"脾胃有热，谷气郁蒸，因为热毒所加，故卒然发黄，心满气喘，命在顷刻，故云急黄也。"急黄证病程本就迅疾凶险，更何况又兼吐血便血，乃热毒深入血分，迫血妄行，叶天士所谓"入血就恐耗血动血，直须凉血散血"。然终不及救，越日而亡。此病颇似急性黄色肝萎缩，故预后甚差。

惊恐气结不行发黄案

顾媪因比邻失火，几焚其庐，惊吓之余，不能起榻，胁痛偏右，便秘神瞀，身面发黄。医云湿热，治之罔效。乞诊孟英，脉涩而弦，按之甚软。曰：此因惊恐气结不行所致。予沙参、桑叶、栀子、丝瓜络、冬瓜子、苇茎、枇杷叶、旋覆、葱须、竹茹，数剂而痊。(《王氏医案三编》)

【评议】《黄帝内经》言"惊则气乱，恐则气下"，本案因惊恐而气机逆乱，不循常道，结于胁下，故取《金匮要略》治疗"肝着，其人常欲蹈其胸上"之旋覆花汤意，用旋覆花、葱须加枇杷叶之辛散以行气破结而取效。从方中余药皆是清热利湿之品，可知前医云湿热发黄亦是在理，只是未能找准病根所在，故枉费治功。曹炳章评价王孟英用药特色曰："处方用药，无论用补用泻，皆不离运枢机，通经络，能以轻药愈重证，为自古名家所未达者。"本案可见一斑。

🏵 病后黄疸神识呆钝案 🏵

病后目黄脚麻，神识呆钝，而饮食如常，肌肉不瘦。此湿热生痰为患，脉象滑大，清理可愈。

胆星　半夏　川连　黑栀　石菖蒲　枳壳　莱菔子　白芥子　姜皮

又，左脉仍数大，右脉略小亦数，用清火消痰不应，由水亏无制火耳。议养阴兼渗湿。

元生地 茯神 丹参 苡仁 枣仁 远志肉 苓皮 柏子仁 淮牛膝 建莲 加灯心（《沈俞医案合钞》）

❋【评议】 本案湿热生痰为患，朱丹溪谓"痰之为物，随气升降，无处不到"，外溢体表而目黄，中阻经络而脚麻，内蒙脑府而神识呆钝。故方用胆星、半夏、菖蒲、白芥子消痰，枳壳、莱菔子行气助之，黄连、栀子清热。然用之不应，恐是病后真阴亏损，水不制火，已现神识呆钝，肢体麻木，延久有中风之患。故治以生地滋阴降火，怀牛膝补肝肾、强筋骨又引火下行，兼以苡仁、苓皮、灯心渗湿，更集茯神、枣仁、柏仁、远志、莲子众药，用丹参领之入血而养心益神，可谓思路清晰而深谋远虑。

❁ 阳虚寒湿黄疸案 ❁

沈，四七。阳虚不喜凉食，气阻膈间，脉沉，目黄，必有冷湿之气内着，用辛温补通之。

半夏 茯苓 厚朴 益智仁 广皮白（《沈俞医案合钞》）

❋【评议】 此阳虚必是脾胃阳虚，故不喜凉食，无热力以腐熟运化水谷也。水谷留湿，寒湿相从，浸淫胆液，外渍而黄。故治用辛温，辛以动之，半夏、厚朴、陈皮也，斡旋中焦气机而通寒湿内着、气阻隔间之滞；温以补之，益智仁也，温补脾胃之阳虚，合茯苓之健脾渗湿，共以祛邪扶正而退黄。

🜲 伏痰时邪相引发黄案 🜲

夏日曾患痢疾，又于酒醉后仆水，此暑湿之邪蕴结已久。中秋加以感冒，遂寒热如疟，咳嗽吐痰，热久不退，身面发黄，是外邪合身，内湿热酿盦①所致。向来体丰好饮，伏痰必多，此番纵啖生冷，痰与邪俱郁闭不通，故昏沉躁扰，神气蒙混，有如厥中之状。消痰滚痰，二便渐通，心神稍清，但舌本淡白，舌苔白厚，口仍作渴，四肢微冷，中脘痞硬，面黄带浮，尚属湿痰伏热未清。脉象沉弦，亦由邪陷，未可遽视为坦途也。治法当以利湿消痰为主，而兼透达伏邪之药，使表里宣通，清浊分疏，乃无反复耳。

赤茯苓　熟半夏　江枳壳　六一散　茵陈　黄芩
天虫　连翘

---

① 盦（ān）：覆盖。

加鲜石菖蒲根一钱，捣入。

接方：清晨诊候，左脉弦大有力，右脉细软无神，此伏痰与邪胶黏不散，占据清阳之地。所以胸口板硬，即《伤寒论》中所谓结胸也。痰与邪既相结聚，正气不能流通，故右脉不能充沛，而神色如昏如清，舌苔如灰如白，病情尚在出入之间，必得胸中宽松，面色红活，乃无反复。

天虫　法半夏　羚羊角尖　木通　蒌皮　橘红
连翘　茵陈

加石菖蒲汁三匙，冲入。(《沈俞医案合钞》)

❀【评议】　暑湿伏邪已久，秋凉外袭新感，里热外寒，故相争如疟。湿热为寒气阻遏，郁不得出，蒸动胆液，发为黄疸。既久则湿热伏痰内闭愈甚，下令二便不通，上则神昏躁扰。故急用消痰滚痰，使痰热稍去，而二便渐通，心神稍清。然此症非一朝一夕可除，续方接以半夏、菖蒲、枳壳消痰，赤苓、六一散（滑石、甘草）、茵陈利湿，连翘、僵蚕、黄芩清热而透达伏邪。再续之方仍遵原法，以半夏、菖蒲、蒌皮、橘红消痰，木通、茵陈利湿，连翘、僵蚕、羚羊角清热而透达伏邪。必待病根拔除，乃无反复。

🌸 阴黄土虚木乘案 🌸

诸风掉眩，皆属于肝。肝木犯中，脾湿生痰。风振痰升，眩晕屡发。面色黄如秋叶，为阴黄。厥阴肝脉与督脉会于巅顶，肝阳上扰，巅顶蝉鸣。胃脉在足，胃气不得下通，故足冷至膝。木击金鸣为咳，虚里穴动为怔忡，阴不敛阳则不寐，内风鼓动则肉瞤，风淫末疾则肢颤，带脉不固则带下，阳虚汗自出，肝热溺自赤。脉来弦细少神，有类中偏枯之虑。切戒烦劳动怒，安心静养为宜。

大熟地　人参　白茯神　冬白术　炙甘草　当归身　柏子仁　酸枣仁　广木香　绵州黄芪　老生姜　大南枣（《问斋医案》）

🔵【评议】　本案症状颇多，其根在于土虚而木乘。故其脉来弦细少神，乃肝风夹痰湿，上而为眩晕脑鸣，下而为足冷带下，内而为怔忡咳嗽，外而为黄疸自汗，过于经络则肢颤肉瞤，阳浮热生则不寐溺赤，有类中偏枯之虑。故培土以制木为治之大法，方用归脾汤意，以参、芪、术、草合姜、枣补脾调中；当归、熟地合茯神、柏仁、枣仁滋养心血，心者，脾之母，虚则补其母也；木香芳香理气，使全方补而不滞，滋而不腻，则痰湿除而风自息。

太阳病邪陷肌肤发黄案

仁元　佣工也，躬耕田亩，年及半百，时值暑月，发热畏寒，未药已痊，渐次肢体怠惰，头腰重坠，通身带浮，面色黄，唇舌指爪皆白，二便如常，告于余。余曰：此乃太阳病未经发表，邪陷肌肤之中，非湿热发黄之证也。次早诊脉，按得三部浮紧而数，时或喘咳。复告余曰：已服黄疸草药，头上如蒙，腰间愈重，四肢忽麻，胸前时紧。余曰：昨之所拟，更无疑矣。以仲景麻黄汤加厚朴，连服四剂，每剂令啜热稀粥以助药力。俱得微汗，头腰方轻，症稍减，然脉象仍如前，与五积散一料，药完而病愈矣。

五积散

白芷　陈皮　厚朴　当归　川芎　芍药　茯苓
桔梗　苍术　枳壳　半夏　麻黄　干姜　肉桂　甘草
葱　枣

麻黄汤

麻黄　杏仁　桂枝　甘草（《得心集医案》）

●【评议】　太阳病未经发表，邪陷肌肤，郁而发黄，故用麻黄汤解之，加厚朴者，服寒凉草药，伤脾之运化也。汗出而症减，脉象如前，用五积散，散其余邪。方中麻黄、白芷、葱，解表也；干姜、肉桂、枣，温里也；苍术、厚朴，燥湿也；桔梗、枳壳，调气也；当归、川芎、芍药，和血也；半夏、陈皮、茯苓，化痰也；甘草调和诸药。寒、湿、气、血、痰，"五积"共散，故方名"五积散"。

❀ 太阳伤寒误补发黄案 ❀

王富春　新婚匝月①，得太阳伤寒病，头痛、发热、畏寒，误用补剂，邪无出路，遍身骨节疼痛，满头大汗热蒸，其面目如橘色之黄，其小便如栀子之汁。所服皆清补疏利，势愈迫切，诸医技穷，始延余诊。幸脉无阴象，腹无满结，胸无呕哕。谓曰：此症虽危，吾一剂立愈。其家且疑且信，服之果然。原仲景《伤寒论》中有太阳病失汗，一身尽痛，头汗发热而黄者，有麻黄连翘赤小豆汤之例，盖发汗利水，令郁拂之邪，表里两解之意耳。（《得心集医案》）

❀【评议】　本例系太阳表证未解，湿热内蕴，故发黄疸，治宗《伤寒论》"伤寒瘀热在里，身必黄，麻黄连翘赤小豆汤主之"例，表里双解，霍然取效。

---

① 匝（zā）月：满月。

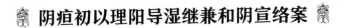

阴疸初以理阳导湿继兼和阴宣络案

高彦卿上舍，年五旬，两手关尺脉俱沉，细濡无神，右关尤甚，证见疸黄，舌苔白滑，口淡，时呕清水，溺黄如油。以脉证合论，脾虚肾寒，胃阳衰冷，火土两败，谓之阴黄，然必挟湿而致。阅治湿利水之剂，已投不少，何无一效？是不明内外之因也。按：此病是水谷内因之湿，由脾阳衰惫，不能运化，停于中焦，渐侵于肌肉，溢于皮肤而发黄矣。黄而甚者变黑，黑为阴象，阴主晦也。

五苓加姜、附、花椒

又：近年得胸满气胀病，盖由平素多郁，郁久伤脾，脾失输化之职，以致中州之气，不得舒展旷达，则胀满生矣。此又为脾之先伤，昭然已著。据述，日前小水不利，登圊①努挣而大便同泻秽水。此又为肾关不固之明征也。按：肾开窍于二阴，二便之开阖，皆肾司其权也。治法当健中阳以暖土，补命火以强脾，庶几近理。凡一切疏散清利之剂，皆不宜也。

附片　炒姜　安桂　川椒　片夏　云苓　白蔻　川膝　车前　丁香

---

① 圊（qīng）：厕所。

此方以一派辛刚大热补火为君，苓、半泻满祛湿为臣，少加车前、牛膝，利水而不走气，藉以下行也。

又：十八日复诊。脾脉较前颇有起色，余如原。连进辛热补火之法，已获小效，足征纯阴无阳之证。视其目黄稍退，面色黑亦略开，身黄尤见淡，小溲亦更清，斯病已得其大概矣。古人谓阴黄一证，外不因于六淫，内不伤于饮食，惟寒惟湿。譬以卑监之土，须暴风日之阳。当推此义施治，必臻其效也。

阳附　焦术　干姜　安桂　白蔻　洋澄茄　茯苓
木瓜　川膝　车前　茵陈引

又：廿四日诊。叠进理阳化阴之法，面黑已退十六，足见阳回寒谷之象，为之一喜。但食一下咽，必呕酸冷水数口，嚼砂炒黑大豆香爽之品则止。是黑豆能入肾，炒黑香能舒脾益胃，此为胃阳衰极，戊癸少化火之机，命门无蒸变之权。爰议早进温胃强中丸，午夜服汤剂，理阳导湿，二方具后。

温胃丸方：附片　白椒　半夏　安桂　姜炭　茅术　广皮　蔻仁

水剂：原方去车前、木瓜、牛膝，加川椒，重用米仁一两二钱。

又：自廿四日，进补火导湿方，病减十七，益增其效。惟两腿、足、膝、骨骺至夜发热作痛。是下元衰弱，肾阴亦亏，然总由挟湿而致。兹改议早进八味丸两和阴阳，午夜仍从前案加减以进，从此再加意调摄，可无虑也。

阳附　焦术　安桂　炒姜　川膝　生米仁　木瓜

又：八味丸改用金匮肾气丸。

又：进前法及八味、肾气丸，大效可征，惟痛着右腿髀骨，肌肉麻木，不红不肿，抚摩至烧，尤痛着骨，入夜势笃。此邪留于阴，阻其流行之隧，是病在筋骨。古人湿风之流经入络，治宜辛香苦温，入络搜邪。

附子　安桂　归须　毛狗　牛膝　虎骨　羊藿杜仲　生米仁　煅地龙

再论阳明虚不能束筋骨，则两腿股骨皆痛。按：阳明主润宗筋，宗筋主束骨而利关节也。又阳明脉下循腹里，下至气街中，以下髀关、伏兔，下膝膑中也。

又：黑疸愈而复作，因大怒气郁，饮食过饱，并饵冷物，阻其隧道，前已论及。此盖由营卫之气郁，则不能升布，乃至索然不运于周身，而周身之血亦瘀暗而变黑色，是必先调其营卫之气，营卫之气一运，其瘀暗黑气自退也。

附录：谢案，身面俱黄，面目尤甚，视色黎晦。据述先有胸胀，淹缠致疾。必由郁怒伤脾，饮食紊乱所致。诊脉沉濡，右关尤弱，此脾肾阳衰，火土之败也。且欲小便而大便自遗，是肾关不固。舍益火生土之法，其何以治斯病？

疸病有阴有阳，此是阴疸。治初理阳导湿，继兼和阴宣络，其法备矣。若专治湿利水，宜乎不效。（《医案偶存》）

⬤【评议】 本案甚长，病重方多。总之，阴黄火土两败，初用理阳导湿，不出附桂椒姜、茵陈五苓；继兼和阴宣络，不出辛香苦温、虫蚁搜剔；最后明确指出，黑疸乃气滞血瘀而成，营卫一通，黑气自退，颇有见地。总结之语："疸病有阴有阳，此是阴疸。治初理阳导湿，继兼和阴宣络，其法备矣。若专治湿利水，宜乎不效。"乃医者南针，值得细玩。

🌸 阴疸治以温通案 🌸

杨某，年四十，右脉缓细，腹满食减，发黄。证属阴疸，药宜温通，但舌腻口麻，是湿热壅于胃口之象。议先以辛平甘淡，调中分利。胃苓汤加茵陈主之。

又：调中分利，黄疸如原，脉仍缓细，饮食亦未见加，但胸膈稍宽，亟宜温通胃阳，以祛其湿。

附子　川干姜　白术　茯苓　猪苓　泽泻　肉桂　砂仁

又：理脾阳俾①中焦健运，通膀胱而湿邪自除，依理必黄退加餐矣。

原方加丁香、白蔻、陈皮、木瓜

又：十六日之方，连进十剂，果见饮食渐旺，身面疸黄亦退十七，是为大效，惟口略干，此湿去之征。本方去丁、桂、砂仁、猪苓，再服十剂遂愈。

又附：治高成章上舍之妻阳黄证，前医用五苓散加附子无效，余诊得脉数有力，小溲短涩，以五苓去桂枝，加栀子、茵陈，六剂而退。可见同一证也，不能辨别阴阳，虽有成方，此效彼不效也。

阳证阴证迥然各别，医者分别究治。（《医案偶存》）

❀【评议】　阴疸为患，治宜温通。但因患者舌腻口麻，乃虑其湿热壅于胃口，故初不敢用温药，而以辛平甘淡之胃苓汤加茵陈进之。胃阳不复，终无大效，知舌腻口麻非必湿热，寒湿阻于胃口亦可也。故

_____

① 俾（bǐ）：使。

急用温通，温脾阳则中焦健运，通膀胱则湿邪自除，黄退加餐而愈。

🌿 湿热疸症留邪目黄饮以乌龙茶案 🌿

酒肉连绵之会，适暑湿交蒸之时，稍不谨慎，最易犯此湿热疸证。拟方七味，连服数剂，便可痊愈。余尝医故交谢司马侄，年少患此，初起即进原方二剂，病已减半。间数日再进二剂，渐愈。惟目尚黄，只多饮乌龙茶，此茶芳香，能避暑湿秽浊之气，与薄味调养而痊。此证忌酒肉厚味。（《评琴书屋医略》）

🌸 【评议】 乌龙茶为半发酵茶，介于不发酵的绿茶和全发酵的红茶之间，又称青茶。绿茶之气清芬，长于涤热除烦，但或苦寒伤胃；红茶之香醇厚，长于和胃消食，但或甘温助热。乌龙茶则兼具两者之长，又避其所短，故用于内有酒肉厚味壅滞脾胃，外有暑湿交蒸并发于身之湿热黄疸，既能清热利湿，又能和胃化浊。本案为岭南医案，乌龙茶亦发源于岭南，并广为流传，宜其用之。

🌿 疸症宜下当下案 🌿

叶案治疸证，有云不宜下，恐犯太阴变胀，不知亦问其证之宜与不宜耳。琴师左君逢源，患此证三月余，服药罔效，延余治。自述每三四日始一更衣，今已五日矣，能食，脉有力，余用茵陈蒿汤加芒硝治之。方用大黄（三钱）、茵陈（四钱）、栀子、芒硝（各二钱），煎好冲入酒二杯服。服后大泻，明日硝减半，服再泻，病稍退。隔四日，仍苦便难，前方去硝，加桃仁（三钱），服二帖，仍泻二次。继以薄味调养而收全功。（《评琴书屋医略》）

● 【评议】 有是证则用是药，不可拘于古人之言。

❁ 黄疸寒热并治案 ❁

新昌梅渚黄尚清妇年近卅，病黄疸数月，医者用茵陈五苓、五皮饮等药，病日增剧。其夫君黄尚清素知医理，乃商治于余。诊毕问以何药施治？余曰：自来阴阳二黄，病名并立而病因各殊，分而治之绰然①也。今尊阃②皮肤黄而暗晦，固似阴黄，而口渴苔黄便燥，脉沉而数，又似阳黄。二病兼生，世所罕见，司命者正宜斟酌于其间矣。按黄瘅古人譬之盦酱，湿合热郁而成黄，热久则湿去而干。故《金匮》云：诸

---

① 绰（chuò）然：宽裕，足以应付的样子。绰：宽大，舒缓。
② 尊阃（kǔn）：称谓，对他人妻子的敬称。

黄，猪膏发煎主之。此黄疸血分通治之方也。尊阃之证，两黄交集于一身，拙见以清热利湿者治其阳，祛寒燥湿者治其阴。二法并行，亦寒热互用，阴阳相济之道也。而更以滋阴之法参之，所谓湿热久郁，阴血必耗，宜滋其阴。如是施治，斯无遗义。尚清闻而称善。乃以茵陈、茯苓、川柏、生山栀、苍术、知母、桂枝、生甘草、生姜、大枣合为一方，连服三剂而病去大半。再以原方加血余炭，服四五剂而脱然。是知对证之药虽缓，而亦可以收速效耳。

方义：茵陈治湿热而退黄，为疸证之专药，其余茯苓渗湿，生山栀、川柏清热主以治阳黄；苍术燥湿，桂枝、生姜祛寒，主以治阴黄；而更以知母滋肾阴，甘草、大枣补脾阴，合成滋阴之用，然犹未尽至阴之妙也。至猪膏发煎，则《金匮》所云滋阴者，真非思议所可及也。猪膏，以大便只燥而不闭故不用，乱发以血余炭代之。（《医案梦记》）

【评议】 本案虽曰阴黄、阳黄集于一身，世所罕见。观其证治，则为湿热壅内而寒湿在表，亦非奇证。常见于太阳病误治，表邪未解而内生湿热。寒热并治，乃散外寒而清里热，表里双解，亦常法耳。发为血之余，能入血消瘀，久病兼瘀，故合而用之。

时邪后发黄肿治以滋润案

吴静山（敬权）孝廉令正钱夫人，时邪后遂发黄肿，日嗜干茶无度，苏太诸医皆用气血并补，久而不愈。延余诊之。脉两手俱洪数之甚，询得腹中攻痛无常，夜则身热如烙，此由阴液不充，瘀滞干黏所致。宿血不去，则肢体浮肿；新血不生，则肌肉消瘦。一切补脾刚药，未可施于此证。考仲景治黄，有猪膏发煎润燥之法，爰仿其义，专用滋润之品，调养肾肝而愈。（《医学举要》）

【评议】 洪数之脉，得之时邪后有留热，又久用气血并补之药。邪热劫烁阴液，肠中燥屎不下则攻痛无常，血中干黏瘀滞则蓄血为黄。故治仿经方"猪膏发煎"意，滋阴润燥与活血消瘀并行也。

冒暑后发黄用连理汤案

前营游击温公（大勇）夏月自浦口来松，途中冒暑，到署后请医调治，初用清暑利湿不效，改用参、术、归、地，转增脘痛。自后朝暮更医，金①言误补

---
① 金（qiān）：全，都。

留邪，治难有效，遂延余诊。余见其身面发黄，总是胃腑结聚不行所致，用连理汤辛开苦降法。授方不服，遂就诊于青浦医家，方用茵陈五苓散等，服之亦不效。遂以绝证为辞，归至署中，计无复出，始委命以听余焉。予仍用前法，服参些少，是夜即得安寝，改用理中汤调理半月而愈。后以礼貌之衰，坚辞不往，升金山参将后，重发旧恙，遂成不治之证矣。（《医学举要》）

【评议】 本案只言冒暑后发黄，其余舌、脉、症状不得而知，但从后用连理汤，即黄连加理中汤治之而愈，可推得患者应是外受暑邪而内伤生冷之属，当有泄痢烦渴、吞酸腹胀、小便赤涩等冒暑症状，而以脾胃虚寒为其病本。故初用清暑利湿不效，内伤未除也；改用参、术、归、地而转增脘痛，壅滞愈甚也。连理汤，以黄连清冒暑之郁热，理中汤治内伤之虚寒。待暑邪已去，则去黄连，只以理中汤治本而愈。然本虚之人，病根仍在，终以旧恙复发而不治。

里湿酿热将成疸证案

徽商张某，神气疲倦，胸次不舒，饮食减少，作事不耐烦劳。前医谓脾亏，用六君子汤为主，未效。

又疑阴虚，改用六味汤为主，服下更不相宜。来舍就诊，脉息沉小缓涩，舌苔微白，面目隐黄。丰曰：此属里湿之证，误用滋补，使气机闭塞，则湿酿热，热蒸为黄，黄疸将成之候。倘不敢用标药，蔓延日久，必难图也。即用增损胃苓法，去猪苓，加秦艽、茵陈、楂肉、鸡金治之。服五剂胸脘得畅，黄色更明，惟小便不得通利，仍照原方去秦艽，加木通、桔梗。又服五剂之后，黄色渐退，小水亦长，改用调中补土之方，乃得全愈。(《时病论》)

⚫【评议】 里湿之证，又见神疲食少，不耐烦劳，用六君子汤健脾益气，燥湿化痰，何以不效？盖补药壅气，燥湿力弱，又邪无出路。不若胃苓汤中，平胃散之燥湿力强，而五苓散之能使湿从下出也。面目隐黄，疸症将成，乃湿得滋补酿热也。故加茵陈、秦艽、木通等清热利湿退黄之药，增损调补而得痊愈。

🌸 风邪化热引动酒湿成阳黄案 🌸

姚左，庚辰，网船。素喜饮酒，新春患感，连投清解，未见效验。忽然目色如金，肤黄若橘，寒热时形，喘咳胁痛，二便涩少，脉来软数，舌苔黄厚。斯乃新感风邪，经久化热，引动酒湿，湿热相蒸而成阳黄证。急予仲景栀子柏皮汤，以涤湿化热。

茵陈三钱　海金沙三钱　杏仁三钱　射干一钱半　炒山栀一钱半　飞滑石三钱　苇根五钱　黄柏一钱半　大豆卷三钱　大黄汁染灯心三尺（《慎五堂治验录》）

❁【评议】　仲景治伤寒发黄有三方，表未解者用"麻黄连轺赤小豆汤"，腹满者用"茵陈蒿汤"，多热者用"栀子柏皮汤"。本案患者新春外感，投清解不效者，素喜饮酒，酒湿在内未能去也。后风邪化热，湿热相蒸而成阳黄，当为酒疸之属，多见心中热而懊侬。故治取栀子柏皮汤，主以清热涤烦；助以茵陈、海金沙、滑石、苇根、大豆黄卷、大黄汁染灯心，使湿热从下焦出而退黄；佐以杏仁、射干，宣肺利咽而兼顾咳喘。

❁ 湿热黄疸复感邪成疟案 ❁

郑　湿热蕴于太阴，发为黄疸。自夏徂①秋，复有微邪外束，遂成疟疾。此太阴之湿热与新邪会于阳明而发。其伏热之外达于腑者，轻重迟速，原无一定，故疟发之期日，早晚疏密，亦不能一律也。治疟之成法，外则经络，内则募原，与此病之邪，多不相

---

① 徂（cú）：及，至。

值。更以湿痰素盛之体，投药偏于香燥，缠绵日久，药与病交并于胃，纳谷日减。胃中津液几何，岂能堪此销烁乎？刻下神情困顿，面色浮黄而瘁①，指尖微肿，目睛仍黄。湿热之郁伏脾中者，无外泄之路，浊热久壅，气机因之阻室，稍进谷饮，脘气必窒闷不舒。就病论之，须从脾脏疏泄郁伏之邪，使其外达于胃，然后从胃腑逐渐清泄，乃为正治。而此证所难者，舌质光红，渐见疳腐白点。胃中津液，早已告竭。既承远道相招，不得不勉罄愚忱②，借希万一。拟用参、麦、石斛以护胃阴；旋覆花、浮石、枳、贝以开通痰气；再用芩、连以泄湿热，必借鸡金以引之入脾。更以豆卷、茵陈，俾湿热由里透表；苓皮、栀子，使湿热由上趋下。养其津液，通其气机，疏其郁伏，开其出路，图治之法，大抵不越乎此。所虑病深气极，即使药能中病，而正气不克撑捂③，终有鞭长莫及之虑耳。鄙见如此，录候明政。

麦冬肉　台人参另煎冲　川石斛　旋覆花　海浮石　枳实　川贝母去心　黄芩　川连　炙鸡金　茯苓皮　黑栀仁　豆卷　茵陈（《柳宝诒医案》）

---

① 瘁（cuì）：憔悴；枯槁。
② 勉罄（qìng）愚忱（chén）：指竭尽心力。勉：力所不及而强作。罄：用尽；消耗殆尽。忱：真诚的心意。
③ 撑捂（zhī wǔ）：支撑。撑：古同"支"。

●【评议】 本是湿热黄疸,复感秋凉外束,寒热相争而成疟。然何不清热利湿,兼以解表散寒?缘痰湿素盛之体,香燥之药久用,胃中津液早已告竭。故辛温表散之药在所当忌,而必以顾护胃阴为先。

❀ 黑疸用肾气丸案 ❀

面黑目黄,脉数而微,足寒至膝,皮肤爪甲不仁。其病深入少阴,而其邪则仍白酒湿得之及女劳也。

　　肾气丸

　　诒按:此证载在《金匮》,近于《爱庐医案》中,见一方甚佳。此病兼有瘀血,不但湿也。肾气丸能否见效,尚未可定。(《(评选)静香楼医案》)

●【评议】 诒按甚是,当加入活血化瘀之药。

❀ 虚黄用仲景法案 ❀

面目身体悉黄,而中无痞闷,小便自利。此仲景所谓虚黄也,即以仲景法治之。

　　桂枝　黄芪　白芍　茯苓　生姜　炙草　大枣

　　诒按:案明药当。(《(评选)静香楼医案》)

●【评议】《金匮要略》载仲景法:"男子黄,小便自利，当与虚劳小建中汤。"本案遵之，去甘温壅滞之饴糖，加黄芪、茯苓以增强益气补虚之功。

🌸 湿热发黄上逆下注案 🌸

湿停热聚，上逆则咽嗌不利，外见则身目为黄，下注则溺赤而痛。

茵陈　厚朴　豆豉　木通　猪苓　橘红　茯苓黑栀

> 诒按：论病能一线穿成，用药自丝丝入扣。

> 又按：咽嗌不利，可加桔梗、前胡之类。（《（评选）静香楼医案》）

🌸【评议】　本案湿热发黄，无非清热利湿，导湿热从下焦而去，用茵陈、栀子、木通、猪苓、茯苓也。然毕竟停聚中焦为患，故加厚朴、橘红以斡旋之。诒按值得参考。

🌸 黑疸待时而治案 🌸

疸证多种，黑者属肾，肾气过损者曰女劳黑疸。今肌肤舌质尽黑，手指映日俱黯。强壮之年，肾阳早已不举，体虽丰腴，腰软不耐久坐，脉弱神疲，纳减足冷，显属肾脏伤残太甚，尚谓北路风霜所致乎？昔有人患此，遍处医治，皆曰风毒，后遇顾西畴道破证名，宗湿热流入肾经主治。试以此证较之，证虽同而虚实又异矣。现届深冬，姑先治本。需春暖阳和，再商他法。

血余四两　猪油一斤

熬至发枯，取油盛贮。一切食物中可以用油者，俱用之。

煎方：制附子七分　炒枸杞一钱五分　炒黄柏一钱　菟丝子一钱五分　茯苓三钱　牡蛎七钱　茵陈一钱五分　杜仲三钱　熟地六钱

再诊：前方已服二十余剂，肌肤之黑半化，其势渐转阴黄，形神大振，胃纳加餐，且可耐劳理事矣。春令虽交，和暖未回。再拟补养脾肾，耐性摄养为嘱。

人参一钱　沙苑三钱　山药三钱　杜仲三钱　熟地一两　茯苓三钱　白术一钱五分　茵陈一钱五分　杞子一钱五分　续断三钱　菟丝二钱　泽泻一钱五分

诒按：此方中亦当再添温润之药。

三诊：肤色花斑，证转阴黄，较之黑疸，浅一层矣。培植脾肾之药，已进四十余剂，形神色脉，俱属平善。节令将交惊蛰，春暖之气已和。治当开泄腠理，以涤肤斑。《内经》云：必先岁气，毋伐天和。《易》曰：待时而动，何不利之有。拟宗仲圣茵陈四逆法加减，三剂即停，接服丸药可耳。黑色退尽之时，当在夏初。

制附子五分　白术一钱五分　赤小豆三钱　麻黄五分炒黄柏一钱　茵陈一钱五分　连皮苓五钱

诒按：此证即非冬时，亦当先以温煦脾肾为主，务使身中阳和之气渐渐煦动，然后投以此剂，方能奏效。接服丸方未见，拟八味去萸、桂，加术、柏。此病证情颇奥，治法亦奇。(《(评选) 爱庐医案》)

【评议】　黑疸之成，乃疸症既久，脾肾两败，真脏色见，血分干瘀，结于腠理，故黄中带黑，虽黑微黄，则补脾益肾，滋润消瘀，为治本之大法。本案医者独辟蹊径，欲以开泄腠理而涤肤黑斑。然恐久虚之体，又值隆冬之盛，未能当此一役。《卫生宝鉴》云："天寒则地冻水冰……当是之时，善行水者不能注冰，善穿地者不能凿冻……必待天温冰释冻解，而后水可行，地可穿，人脉亦犹是也。"故连进培植脾肾之药四十余剂，平日用油亦皆以猪膏发煎代之，如此着意滋补，只待形神色脉回善而天暖气和，行开泄之法而成黑色退尽之功。因时、因地、因人制宜，是中医整体观在治疗上的体现，本例强调"因时制宜"，洵为有理。

🌺 虚黄秘结案 🌺

伊子书城，黄疸秘结十数日不便，时医治以承气汤，余诊脉沉细，知系虚黄秘结，拟以茵陈润导滋养气血，使下焦气化而能出矣。饮以猪蹄汤，十四日便通黄退，遂愈。(《许氏医案》)

🌺【评议】 本案虚黄秘结，只言治法，未及方药。遵仲景意，鄙意补虚退黄以小建中汤加茵陈，润导通便以麻子仁丸加猪蹄，增损出入可也。

🌺 黄疸日久阳微案 🌺

阴阳黄疸，虽云难分，然细心辨之，最易分别。阴黄色淡黄而泛青，脉细肢倦，口淡舌白，小溲虽黄，而色不甚赤。阳黄如橘子色，脉实身热，舌底稍绛，苔腻黄厚，汗黄溲赤。虽诸疸皆从湿热始，久则皆变为寒湿，阴黄亦热去湿存，阳微之意也。惟女劳疸治法看法俱异耳。又有肝气郁则脾土受制，肝火与脾湿，为热为疸，又非茵陈、姜、附、栀子、大黄可治，此又在调理法中矣。余同窗邹端生患黄疸日久，孟河诸前辈，始从湿热治之，进以黄柏、茵陈、四苓之类，不效。余适有事至孟河，诊之脉细，色淡黄而青，舌白口淡，进以姜、附、茵陈、五苓合香燥之品，数剂而愈。此余未习医之时也。后有茶室伙，黄疸三年，亦以前法服三十剂而愈。有肝郁黄疸，忽然呕吐发热，遍体酸痛，热退则面目俱黄，此宜从疏肝理气、利湿健脾自愈，又不可用温热也。又有脾虚气弱，面目淡黄，用参、苓、白术等，服十余剂自愈。夫黄疸之证，始则湿热，而湿为阴邪，最易化寒，湿家又最忌发汗。余治黄疸数百人，用大黄、栀子者，百中仅有一二，用苦温淡渗芳香之品，虽误无妨。余每见误服栀、黄即恶心泄泻而胃惫苦，误汗即见气促汗多，因而偾事①者多矣。治黄疸证，如欲汗欲下，当千斟万酌，方可一施耳。(《余听鸿医案》)

【评议】 此言又矫枉过正矣。还是要辨证论治，对症下药，不可心存成见。案中对阳黄阴黄的辨别，言简意赅，可谓得其要领。

湿热发黄清利案

朱墅田　湿热发黄，脉涩滞，舌滑，面跗②浮，症属重极。宜清利，候正。八月初三日。

① 偾 (fèn) 事：败事。偾：败坏，破坏。
② 跗 (fū)：脚背；足部。

绵茵陈三钱　大豆卷三钱　鸡内金三钱　冬瓜皮三钱
赤苓四钱　白蔻仁八分　新会皮钱半　生米仁四钱　防己
钱半　滑石四钱　光杏仁三钱

清煎，三帖。

介按：湿与热合，瘀郁不解，未能达表通里，势必蒸发为黄。
兹用辛淡泄湿，使内瘀之湿热下趋，则黄从小便而解。（《邵兰荪医案》）

●【评议】　既是湿热发黄，清利无可厚非。然脉见涩滞，舌滑而面跗浮，症属重极，则不得不虑其脾肾阳虚，兼痰兼瘀。拙见当酌加补脾益肾，消痰化瘀之药为上。

酒疸用栀子大黄汤案

某医患酒瘅证，胸脘痞胀，食少不运，自以为脾阳衰惫，服附子理中汤。数剂后，胸脘稍爽，饮食略增，而又大便秘结不通，遂用承气汤以下之，便通而胸脘又痞。仍用附子理中汤，大便又闭，复用承气汤。如此数转，三焦俱痹，胸腹满胀，不能饮食，大便仍秘，束手无策，求余诊视。两手脉沉数而大，搏指有力，乃湿热内闭之证。用《金匮》栀子大黄汤二剂，胸脘顿爽，遂能饮食，大便亦调。改用六君子汤，调理月余而愈。

尚按：栀子大黄汤，与承气汤相去几何，乃用以治湿热内郁，三焦俱痹，胸脘胀满，收效若是之宏者，以栀子善能清三焦之郁热故也，热去则湿亦与之俱化矣。观此则读《神农本草经》一字一句皆不可忽。（《萧评郭敬三医案》）

●【评议】 酒疸湿热为患而痞胀食少，却先用附子理中汤温补助热，致便结不通，再用承气汤下之，便虽得通而热未尽除，郁于胸膈作痞，反复数次成湿热内闭之证。《金匮要略》云："酒黄疸，心中懊憹或热痛，栀子大黄汤主之。"用此汤当以清热涤烦为主，故于小承气汤中去厚朴之温燥，加入治发汗吐下后，余热郁于胸膈之栀子豉汤，郁热除而胸脘顿爽，承气在而大便亦调。祛邪之后，再以六君子汤扶正，不离乎治本之道也。

🌸 受暑吐血止后发黄案 🌸

堂侄，某年二十岁，禀赋素薄，夏初赴郡考试途中受暑，至郡微作寒热，头两侧痛，舌苔微黄，小溲涩少，服表散药未甚全愈。揭晓后因车夫不便，遂步行回家，且赶站过急，旅次患吐血证。归家后，迎余诊视，脉象略数而虚，与以辛凉清暑之剂，其发热稍减，血亦止。数日后，面目俱黄，小便短赤，胸脘痞闷，不甚思食，气馁神倦，全现暑秽伤气，湿热为患，吴鞠通先生所谓暑瘵之证也。改用三仁汤八九剂，胸脘开爽，遂能健饭，便溺亦利。后以栀子、连翘、茵陈、滑石、石斛等除湿热之药，服数剂十愈八九。然行走过急总觉心跳作馁①，复拟熟地、萸肉、山药、茯苓、龟胶、牡蛎、苁蓉、五味子、天冬为丸，缓调而愈。夫吐血一证，方书每谓服凉药者百不一生，治法多用温补。余临证既久，乃知此证病因不一，治法不可拘泥古人，为医须活泼泼地，有是病则用是药，不可坚执前贤一偏之见，自误误人。盖草根树皮，其性多偏寒偏热，偏散偏收，古圣人创立医法，无非藉药之偏性以治病之偏盛，业医亦可偏乎哉！

尚按：此人禀赋素薄，当是素因先天肝肾之真阴不充，复因暑湿外浸，劳倦内伤，故治法如是。然现证面目俱黄，小溲短赤，则三仁汤不如用甘露消毒丹之捷。迨后行走过急心跳作馁，乃不用补心之药而竟愈，更可证明其为下虚失纳，阴精不主上承使然。至

---

① 馁（něi）：泄气，丧气。《说文解字注》："饥也。"

论吐血之病因不一，治法不可拘泥，则又为医学上之通义矣。（《萧评郭敬三医案》）

❀【评议】 受暑发热头疼，又劳倦内伤吐血，由脉略数而虚，知为热盛迫血妄行，又脾虚失于统摄。以凉药止血，则热未尽除而脾伤更甚，由胸脘痞闷，不甚思食，气馁神倦可知。水谷不运，湿与热合，发为黄疸，治以宣通法清热利湿而十愈八九。然终是损伤阴血，一时难复，故总觉心跳作馁，乃心失所养也。用滋阴补涩之剂，缓缓调之而愈。案中对吐血治法的分析，句句在理，可与缪仲淳《先醒斋医学广笔记》"吐血三要法"互参，则启发更多。

❀ 湿热伏邪劳倦发黄案 ❀

左　面垢油亮，目皆黄，头胀如束，胸脘痞闷，此暑湿热气内伏，因劳倦正气泄越而发。既非暴受风寒，发散取汗，徒伤阳气，按脉形濡涩，岂是表症？凡伤寒必究六经，伏气须明三焦。论症参脉，壮年已非有余之质，当以劳倦伤伏邪例诊治。

滑石　川朴　白杏仁　竹叶　淡芩　醋炒半夏白蔻仁（《曹沧洲医案》）

❀【评议】 既是劳倦伤伏邪，除湿热伏邪之余，补虚之药何在焉？或以补药助湿生热，当分两步而先后治之可也。处方乃《温病条辨》三仁汤加减，是取气化则湿化意。

🏵 湿热黄疸恐其成痹案 🏵

脾胃气虚，痰湿素积，入夏外感暑湿郁蒸，发热随起，咽痛，近入厥阴之络，两足酸楚，艰于举动，肤色及目俱黄。此属湿热，左脉略弦，右较大，重按见涩，恐其成痹，姑拟轻剂宣理。

毛术一钱半　枳壳一钱半　川柏一钱半　羌活一钱半　灵仙二钱　忍冬藤五钱　桑枝五钱　当归二钱　木瓜一钱半　茯苓三钱　草薢一钱半　陈皮一钱　川牛膝一钱半

又方　湿邪入络则气不达，即寒湿亦化为热矣。素体多湿，兼受外感，脾弱不胜，下归于足，所谓风寒湿三气合为痹也。此为培土宣络为主。

於术一钱半　桂枝四分　羌活一钱半　灵仙二钱　川膝一钱半　茯苓三钱　忍冬藤五钱　毛术一钱半　木瓜一钱半　当归二钱　秦艽二钱　半夏一钱半　陈皮一钱　桑枝五钱（《孤鹤医案》）

🏵【评议】　湿热黄疸，上而入咽为痛，下而注足酸楚，然痰湿素积之体，外感暑湿而发，治以祛湿

为主。故苍术、黄柏、陈皮、枳壳、茯苓，祛湿兼
以清热；羌活、威灵仙、木瓜、当归，主风寒湿痹
而量轻；忍冬藤、桑枝、草薢、牛膝，主风湿热痹
而量重。除痹之药，亦能除湿，除湿之药，亦能除
痹，其本一也。又方加入白术、半夏、秦艽等，以
培土宣络为主，稍作增损，其旨一也。另《温病条
辨》宣痹汤（防己、杏仁、滑石、栀子、半夏、连
翘、晚蚕砂、赤小豆、薏苡仁）是治湿热痹证良方，
可参。

🎀 痰郁为黄用礞石滚痰丸案 🎀

沈汉南，胃中顽痰纠结，日久阻碍道路，郁而为
黄，用清湿热豁痰之药，黄色已退。目下惟胃中根蒂
尚未驱除，暂用礞石滚痰丸钱半，临卧淡姜汤下，以
开其结，使之下行，胸膈得以舒畅，然后以调补之
策，为善后之计。

半夏　广皮　瓜蒌　莱菔子　香附　山栀　川连
白豆蔻　枳壳　加姜煎（《沈氏医案》）

🌸【评议】　礞石滚痰丸，主治实热老痰。方中礞
石沉坠，驱逐顽痰，力甚猛峻；大黄荡涤陈积，开下
行之路，黄芩清上焦之火，消除成痰之因，二味用量

独重，有正本清源之意；沉香调达气机，为诸药之开导，四药共奏降火逐痰之效。然此方攻伐，不宜久服，故仅用之暂开胃中顽痰，继则以行气清热祛痰治之，为善后之计。现代名医关幼波尝谓："治黄要治痰，痰化黄易散。"本案足可证之。

🌀 瘀血湿热为黄谨防鼓胀案 🌀

嘉兴曹敬先，三年前曾吐下瘀血不计，左边结成有形之块，按之坚实不痛，郁而不舒。目下目睛见黄，小便亦黄，脉息左手沉涩有力，右手洪滑有力，此乃瘀血湿热，互相纠结，郁而为黄，将来鼓胀之基也。理宜清瘀行滞清湿热之药，煎丸并进，并忌醇酒厚味生冷等物，不致酿成鼓疾也。

桃仁　香附　厚朴　青皮　苍术　半夏　滑石
郁金　牛膝　茵陈　木通　砂仁

丸方：本方去郁金、牛膝，加瓜蒌、山栀、桂枝、广皮，用茵陈煎汤法丸。(《沈氏医案》)

🌸【评议】　本案黄疸，左边结成有形之块，恐脾大已成癥积，湿热瘀血为患，鼓胀之基已筑，消之只怕不易，唯以积极干预。方用苍术、半夏、厚朴、砂仁、茵陈、木通、滑石祛湿热，桃仁、牛膝、郁金活血化瘀，香附、青皮理气行滞，煎丸并进，饮食禁忌，谨防鼓疾酿成。

呕吐黄疸此起彼伏案

海盐朱龙为，于五十六年十月，疟疾四五发即止。此时精神未复，仍劳碌倍常，并忍气不发。五十七年春，夜膳后，胃中觉饱胀，一更时候，饮食吐尽方卧。自此以后，或五日或十日一吐，夜膳少进，甚至绝闷，不敢夜膳，是时服资生丸。五十八年春，清晨服大八味，下午服香燥药。医家云：肝气欠和，胃中甚寒，将来恐有疝气，故服之。至初夏胃中痛渐甚，每日申酉之分，饱胀疝气，兼有盘肠气痛，至戌时分，必将夜膳吐尽，至五更时倦睡方宁，秋间二日一发，三日一发，夜膳不用，至冬亦然。五十九年，疝气盘肠气痛稍痊，至夏全愈，至于胃脘痛呕吐，或半月一发，或一月一发。六十年，呕吐胃痛，一岁必遇四五次。六十一年，元气亦然，二年分全愈。是岁十一月，感冒风寒，饮食不进，腰背俱痛，此时便不服大八味。十二月二十日，忽起黄疸，遍身发痒，小便短赤，屡服药，至三年分八月全愈。但黄疸时，呕吐不发，黄疸愈，此症又发。目下减餐茹素，日中啜粥方好，若遇膏粱厚味，则胃痛呕吐，背痛腰酸，盗汗发痒，种种不适，并易动气，口苦必吐尽方安。又若稍受风，或用心身，便寒热，精神更疲倦矣。

案：龙为兄受病，得之外伤暑邪，内伤食物，停滞胃中，煅炼津液成痰。至冬令为外邪所触而发疟，四五发即止者，冬令潜藏故也。至来春，其余邪留滞，加之郁怒伤肝，交春令发陈之月，肝木用事，木性善胀，食后胃中胀满，不得下达，肝火上冲而呕吐，其时即应疏达肝火，兼扶脾胃，则吐可愈。乃服资生丸，内中参、术、山药、莲肉、扁豆、芡实等药，皆闭气凝滞之品，其肝气不得下达，而至病之不愈也。又服八味丸香燥等药，肝火愈炽。大凡疟症，系内有肝火，外受寒凉，抑遏而成，反用八味助火，甚悖谬。内有地黄，乃凝滞之药，故胃中壅塞不通而痛，阳明旺于申金，故胀满而痛更甚。肝气上逆冲胃，胃中之食物吐尽，交五更阳气，肺金主事，金旺则木平，故能安睡。此皆肝气郁于胃中，不得通泰而致病也。交春令木旺生发之时，肝气得以疏泄，至夏令木性垂枝布叶，尽发于外，所以疟气全愈。然其余波尚未尽除，故有时胃痛呕吐。是岁十一月，正一阳初动之时，胃中所伏之火，外为风寒所触，饮食不进，其火流注腰背，不能外达而作痛。冬至遏郁不舒，郁蒸而为黄疸，胃主肌肉，湿热熏蒸则发痒，小便短赤。黄疸时其湿热得发于外，故胃痛呕吐不发，黄疸愈，则湿热之邪，复留于内，所以胃痛呕吐复作。若遇膏粱厚味，壅滞胃中，则蒸而为汗，发于肌表，而作瘙痒。种种诸端，皆属胃湿热痰饮纠结不清，肝火郁而为病，所以脉息左手沉弦，右手滑大有力。治法先讲薄滋味，戒恼怒，避风寒，并服豁痰清肝理气之药，自然却去病蒂矣。

煎方：半夏　广皮　山栀　香附　川连　厚朴　青皮　葛根　木通　柴胡

丸方：半夏　广皮　山栀　香附　川连　莱菔子　连翘　厚朴　青皮　枳壳　夏枯草

煎汤法丸（《沈氏医案》）

【评议】　论病甚明，证属胃中湿热痰饮而肝火冲逆，故治以豁痰清肝理气。汤丸合用，以半夏、厚朴、枳壳、陈皮豁痰，柴胡、香附、青皮疏肝，栀子、连翘、夏枯草、黄连、葛根、木通，泻火而导热下行。

黄疸中土失之斡旋水火失其升降案

刘彭氏，周身、目珠发黄，小便及汗均黄色，心馁，神短少。

牛膝三钱　干姜三钱　云苓三钱　猪苓三钱　茵陈三钱　木通三钱　老连一钱　制附片五钱　木瓜三钱　银花三钱　杏仁三钱　白术一两　栀子五钱　紫苏一钱

三付。

李俊注：此黄疸也。《内经》有黄疸、胃疸二证。《金匮》"黄疸篇"有谷疸、酒疸、女劳疸、黑疸共四证。黄汗证《金匮》列水气篇中，后世医书有牵入黄疸门内，共成五疸之名者，非也。医书又有所谓阴黄、阳黄、胆黄及伤寒发黄、瘀血发黄者，皆因其源流而各为之名，与《金匮》无异也。《内经》以尿黄赤，安卧，脉小，不嗜食者，为黄疸，即阴黄也。食已如饥者，曰胃疸，即阳黄也。然安卧，脉小，不嗜食，固为阴象，而小便黄赤则为湿热，与《金匮》女劳疸之小便自利，毫无里热者，虽皆名之曰阴黄，而实则不同也。

"通评虚实论篇"曰：黄疸、暴痛、癫疾、厥狂，久逆之所生也。夫黄疸、暴痛、癫疾、厥狂之为病，其不类也明甚。而《经》皆谓为久逆之所生者，盖履霜之渐，其根深，其来远，则一也。人身气化病者，无不逆，逆者，无不病，有因于外感与内伤之殊。外感则由邪有余而病而逆，内伤则由正不足而逆而病，黄疸则兼而有之。此《金匮》论黄所以偏重于内伤也。"太阳阳明篇"曰：伤于湿者，下先受之。夫邪在下而不逆，弗为害也。逆则上不得越，下不得泄，为害甚多，亦非必病黄也。惟久逆久淹而黄于内以及于外，甚则有黄积、黄涎在腑在脏为之根，则害大矣。若不返逆为顺，仍驱湿邪从小便出，虽有智者，岂能倒裳而索领哉？

五行以水、火、土为三宝，火降于离，水升于坎，则共交于土，而成既济之功。然火炎上而水润下，其本性也，乃能反而行之者，则由于中土之斡旋，与人身阴阳水火之互根互宅也。阴中有阳，阳中有阴，火从阴化则降，水从阳化则升，非水火自能升降也。此证之心馁者，乃热甚于上而火不降；神少者，乃阳虚于下而水不升。水火既失其升降，则土固不能无咎也。医书无心馁之文，然《金匮》"黄疸篇"或曰心中懊憹而热，或曰心中如啖蒜状，或曰心胸不安，皆湿邪上逆，心火不降所致，与心馁皆异名而同情也。《金匮》又曰：黄疸腹满，小便不利而赤，自汗出，此为表和里实，当下之。此证腹不满而有汗，是表和而里不实也，汗之下之均非其治也，明矣。

夫二土居中，必须不燥不湿，方能交媾水火，此证则偏于湿也。"藏气法时论篇"曰：脾苦湿，急食苦以燥之。故用干姜、白术温中燥土，以为治湿之本。火不下交，银花、栀、连清心肺以降之；水不上交，附子暖肾命以升之。水火土三者合一，则妙用环生，而进阳退阴之基础建矣。凡上行之药，均能升阳，下行之药，均能降阴，猪苓、茯苓、木通等皆先升而后降，升则同姜、附、白术、紫苏等致清阳于天表，降则同银、杏、栀、连、茵陈、牛膝、木瓜等泄浊于地极，相辅而行，以成转逆为顺之初治者也。"至真要大论篇"曰：湿淫于内，治以苦热，佐以酸淡。夫苦以燥湿，热以胜湿，淡以渗湿，皆有至理。而乃佐以酸收者，盖人身升降之斡旋，虽在中而其机则在木。湿邪久逆，肝必不平，土不及者，木必太过，若不有以制之，匪特为土之属，且大为升降之害，将何以转逆为顺，而驱湿邪出于小便哉？白芍平肝泻火，木瓜平肝去湿，故舍一而取一也。牛膝之力，上者使下，阻者使通，施之此证，与杏仁、木瓜等皆逆者治之以顺也。又木瓜下行而偏合，牛膝下行而偏开，二者并用，则有开有合，各尽其长而无碍矣。微用紫苏者，取其疏畅肺气，为杏仁之使也。

三付服毕又方：

白术五钱　木通三钱　滑石八钱　干姜二钱　官桂三钱　针砂三钱　瓜壳二钱　花粉二钱　厚朴二钱　石斛五

……钱　陈皮三钱　葶苈二钱　白矾五钱

五付，服毕愈。

李俊注：前方进阳退阴，反逆为顺，未遑从事征讨，故克服负隅之邪尚有所待。盖用药之道与用兵同，必能守而后能战，时未至则养勇以须，时至则突坚而进，庶可以奏凯旋也。今则水升火降，土运于中，可以进而战矣。惟胃为五脏六腑之海，乃黄疸之发源地，肺为水之标，乃黄涎之贮蓄所。故用针砂以攻黄于胃，葶苈以攻黄涎于肺，白矾则追涎劫汁，澄清污淖于极下之水腑，合之瓜、粉、陈、朴之清上和中，木通、滑石之利水滑窍，则上焦复其如雾，中焦化其精微，下焦行其决渎，九天之上，九地之下，无不降之湿浊矣。仍本前方之意，而用姜、术、官桂暖水土之阳，石斛敛脾胃之阴，以立于不败之地。夫然后有体有用，邪去而正不伤也。白矾善治阴邪冲逆，又善吸已逆之污淖复返于下，凡久逆而成之癫疾、厥狂等病，无不宜之，匪特黄疸也。夫引火归元，莫如桂、附；补气归元，莫如参、芪；纳气归元，莫如一切酸涩之品。然皆属于无形，而收有形之浊以归元，则未有如白矾之奇特者也。第燥急之性，毫无补益，惟湿热痰浊，因于久逆而不关外邪者为宜，否则未可轻试也。（《圣余医案诠解》）

●【评议】 其案甚简，其注甚详。关于"黄疸病"，自《金匮要略》后，隋代《诸病源候论》扩为二十八候，宋代《圣济总录》则有九疸三十六黄之多，一方面沿袭了《金匮要略》的辨病思路，一方面汇集了大量的治疸方剂和药物。虽然较汉代著作更加详细，但因分类缺乏标准和规范，且症状描述杂乱，反而使临证更加无从下手。这种根据某一突出的症状特征命名分类过于繁杂，在内容上有交叉重复的部分，未能抓住疾病的本质。故明清以后，辨证论治的阴阳黄分类法逐渐成为主流。古代对黄疸病的认识，经历了从简到繁，又由博返约，并步步完善，凝聚了历代医家的心血，对现代临床有着重要的指导意义。

附 论 文

病毒性肝炎中医治法集粹

病毒性肝炎是由多种肝炎病毒引起的一类常见传染病。其主要病变为肝细胞变性、坏死及肝脏间质炎性浸润。目前已能通过特异性检查明确的肝炎病毒至少有 5 种，即甲、乙、丙、丁、戊型肝炎病毒，分别引起甲、乙、丙、丁、戊型肝炎。其中甲、戊型肝炎是通过粪—口传播，乙、丙、丁型肝炎则是通过血液、体液传播。本病属中医"黄疸""胁痛""积聚""臌胀"等病证的范畴。

黄疸为病毒性肝炎的重要症状，是指皮肤、巩膜与黏膜因胆红素沉着所致的黄染。引起黄疸的原因很多，但总不外胆红素的摄取、结合和排泄三方面发生障碍所致。黄疸类疾病大致可分为：①溶血性黄疸；②肝细胞性黄疸；③阻塞性黄疸；④胆红素代谢功能缺陷性黄疸 4 类。其中最常见的为②、③两类，而病毒性肝炎又是导致肝细胞性黄疸的最常见原因。目前，我国病毒性肝炎患者及携带者人数众多，形势严峻，中医药在未病先治、既病防变等方面都有着独特的疗效和优势，展示出广阔的发展前景。

一、辨证论治述要

病毒性肝炎的临床表现错综复杂，变化多端，临床根据湿热邪毒的轻重，病情的缓急，可分以下几种类型：

1. 湿重于热型

证见身目发黄不甚鲜明，身热不扬，头重肢困，倦怠乏力，脘腹胀闷，恶心呕吐，口黏不渴，或渴不欲饮，食欲减退，大便偏溏，小便黄短，舌苔白腻或黄白而腻，脉象濡缓或弦滑。治宜祛湿泄热。方用茵陈五苓散合平胃散加减。常用药物茵陈、苍术、川朴、陈皮、泽泻、猪苓、茯苓、半夏、车前子、半枝莲、垂盆草之类。

2. 热重于湿型

证见身目发黄鲜明如橘子色，发热口渴，心烦欲呕，脘腹胀满，食欲减退，大便干结，小便黄赤如浓茶样，舌苔黄腻或黄燥，脉象濡数或弦滑带数。治宜清热解毒，化湿退黄。方用茵陈蒿汤合栀子柏皮汤化裁。常用药物茵陈、生大黄、山栀、过路黄、垂盆草、半边莲、猪苓、黄柏、泽泻、车前子、滑石之类。

3. 湿热兼表型

证见畏寒发热，头痛身困，周身不适，黄疸初现而不明显，脘腹痞闷，食欲不振，倦怠乏力，小便黄短，舌苔薄腻，脉象浮弦或浮数。治宜清热化湿，兼以解表。方用麻黄连翘赤小豆汤合甘露消毒丹加减。麻黄、连翘、杏仁、桑白皮、茵陈、藿香、薄荷、滑石、白豆蔻、黄芩、木通之类。

4. 热毒内陷型

证见起病急骤，突发黄疸，进行性加深，心烦口渴，脘腹胀满，极度疲乏，尿黄便秘，或伴高热，迅即出现狂躁不安，或神昏谵语，吐衄便血，舌质红绛，苔黄腻干燥。治宜清热祛湿，凉血解毒，救阴护津。方用犀角地黄汤合黄连解毒汤化裁。常用药物犀角（水牛角代）、生地黄、赤芍、丹皮、茵陈、山栀、黄连、黄芩、金银花、连翘、玄参之类；若热毒干扰心包而见神昏、狂躁、谵语者，合安宫牛黄丸、神犀丹之类清心开窍；若胃腑实热而见便秘、神昏者，配合苦寒攻下，加生大黄、元明粉之类。

5. 余邪未清型

见于恢复期，证见黄疸已退或退而不净，胃纳欠佳，脘腹微闷，右胁胀痛或隐痛，仍感乏力，小便偏黄，舌苔薄黄腻，脉象濡数。治宜疏肝运脾，清利湿热。方用逍遥散合胃苓汤化裁。常用药物茵陈、柴胡、苍白术、当归、赤白芍、茯苓、郁金、猪苓、泽泻、陈皮、鸡内金、山楂之类。

慢性肝炎一般可分脾虚肝郁、气滞血瘀、肝肾阴虚等类型，但大多兼夹湿热为患，多有相应症状出现。对于慢性肝炎的治疗，因其正虚邪恋是其病理特点，一般采取扶正祛邪法，并根据证型，可于疏肝健脾、理气活血、软坚散结、滋养肝肾等剂中，兼用清化湿热之品，以祛除病邪。

二、单方验方选介

1. 小柴胡汤加减

【组方】柴胡 12 克，黄芩 12 克，太子参 15 克，法夏 10 克，甘草 6 克，炒山栀 10 克，滑石 15 克。对无黄疸型肝炎和慢性迁延性肝炎多仍保留小柴胡汤原方中的大枣 4 枚、生姜 3 片，以滋脾通阳，和养营卫。

日 1 剂，水煎服。

【功用】疏泄肝胆，健脾和胃，清热利湿，扶正祛邪。适用于病毒性肝炎。

【加减】病初起伴寒热头身痛者酌加羌活、板蓝根；黄疸甚者酌加茵陈、田基黄；胁痛剧者加郁金、炒青皮、全栝蒌；小便短涩者加海金沙、虎杖；大便秘结者选加大黄、全栝蒌（打）；呕恶著者加藿香、白蔻仁；腹胀甚者加炒厚朴、炒枳实；纳差不化者选加炒鸡内金、山药、神曲；肝肿大且质地较硬者加䗪虫、桃仁；脾肿大者加鳖甲、丹参；气虚者加黄芪、白术；血虚者加当归、白芍；阴虚者加麦冬、生地。

【疗效】共治疗 307 例，临床治愈 268 例，占 87.3%；好转 32 例，占 10.44%；无效 7 例，占 2.25%。29 例 HBsAg 阳性者，经治疗后阴转 23 例，阴转率为 79.31%。已阴转者中，治疗天数最短为 21 天，最长为 84 天，平均阴转天数为 42 天。

【出处】袁长津，等．湖南中医杂志，1989，（3）：5

2. 降酶丸

【组方】五味子 50 克，水牛角粉 50 克，麦芽 25 克，大枣 25 克。

上药混合烘干，碾细，过 100 目筛，炼蜜为丸，每丸重 15 克。每次 1 丸，每日 2 次，15 天 1 疗程。

【功用】扶正祛邪，健脾保肝降酶。适用于病毒性肝炎。

【疗效】共治疗 100 例，结果治愈 83 例，好转 8 例，无效 9 例。总有效率为 91%。

【出处】樊英诚，等. 黑龙江中医药，1985，（1）：26

3. 清热利胆退黄汤

【组方】茵陈 30 克，蒲公英 30 克，栀子 15 克，龙胆草 15 克，柴胡 15 克，车前子 15 克，泽泻 15 克，郁金 15 克，大青叶 15 克。

水煎服，1 日 1 剂。

【功用】清热利湿，疏肝利胆，活血解毒。适用于急性肝炎。

【加减】腹胀嗳气者加枳壳、木香各 15 克；呕吐者加半夏、竹茹各 15 克；便秘者加大黄 30 克（后下）；胁下疼痛加丹参、泽兰各 15 克。

【疗效】共治疗 110 例，结果全部治愈。其中 4 例 HBsAg 阳性者，2 例转阴，转阴时间分别为 15 天和 21 天，其余 2 例未继续坚持服药治疗。

【出处】宋光谦，等. 陕西中医，1996，17（1）：30

4. 愈肝汤

【组方】板蓝根 30 克，白茅根 30 克，薏苡仁 20 克，夏枯草 15 克，五味子 15 克，当归 12 克，柴胡

10 克，公英 10 克，连翘 10 克，生大黄 9 克，生甘草 3 克（以上为成人剂量）。

每日 1 剂，水煎分早、午、晚 3 次服完。7 天为 1 疗程。

【功用】清热解毒，疏肝利湿。适用于急性病毒性肝炎。

【加减】兼见胁痛加郁金、川楝子；肝脾肿大加鳖甲、莪术；有黄疸加茵陈、金钱草；腹胀甚者加枳壳、莱菔子；恶心呕吐者加竹茹、生姜；乙型肝炎表面抗原阳性者加白花蛇舌草、山豆根、黄芪、丹参；疲乏无力加党参、白术；发热加黄芩。

【疗效】共治疗 327 例，痊愈 292 例，好转 22 例，无效 13 例。总有效率 96%。治愈天数最短 7 天，最长 32 天，平均 13.5 天。

【出处】刘清荣.陕西中医，1990，11（5）：207

5. 茵陈清利汤

【组方】茵陈 30 克，败酱草 30 克，板蓝根 20 克，萹蓄 20 克，双花 20 克，虎杖 15 克，公英 15 克，栀子 10 克，大黄 10 克，柴胡 10 克。儿童量酌减。

水煎服，日 1 剂。

【功用】清热解毒，利湿退黄。适用于急性甲型黄疸型肝炎。

【疗效】共治疗 600 例，结果显效 582 例，有效 18 例。总有效率为 100%。

【出处】闫培峰，等．黑龙江中医药，1995，（4）：31

6. 茵陈平胃汤

【组方】茵陈 50 克，栀子 15 克，黄柏 15 克，白术 15 克，陈皮 15 克，川朴 15 克，枳壳 15 克，炒神曲 15 克，麦芽 15 克，生甘草 5 克。

水煎 2 次，将 2 次药液混合浓缩至 150 毫升，装于 500 毫升瓶中密封，经高压灭菌后保存备用，夏季可适当加入防腐剂。成人每次 75 毫升，每日 2 次，小儿酌减。部分黄疸重者可日服 3 次，20 天为 1 疗程。如不愈可继续服 1~2 疗程。

【功用】清热利湿，健脾和胃。适用于急性黄疸型肝炎。

【疗效】共治疗 550 例，结果 1 个疗程治愈者 210 例，占 38.2%；2 个疗程治愈者 261 例，占 47%；2 个疗程以内治愈者共 471 例，占 85.6%；好转 72 例，占 13.1%；无效 7 例，占 1.3%。总有效率 98.7%。平均治愈天数为 24.8 天。

【出处】黄金城，等．黑龙江中医药，1984，（1）：37

7. 茵陈石见穿汤

【组方】茵陈 50 克，石见穿 20 克，田基黄 20 克，蒲公英 20 克，谷麦芽 20 克，板蓝根 15 克，鸡内金 15 克，栀子 10 克，黄柏 10 克，大黄 5~10 克，生甘草 6 克。

每日 1 剂，水煎 2 次，早晚分服。以上为成人量，儿童的剂量根据年龄酌减。

【功用】清热利湿，活血解毒，利胆退黄。适用于急性黄疸型肝炎。

【加减】兼恶心呕吐加半夏、竹茹、陈皮；恶寒发热加豆豉、银花；反应性胆囊炎加金钱草、虎杖、郁金；肝脾肿大加莪术、三棱；皮肤瘙痒加金钱草、地肤子、苦参；胁痛加川楝子；腹胀加枳壳。

【疗效】共治疗 1500 例，结果痊愈 1479 例，好转 17 例，无效 4 例。服药剂量数最少的 14 剂，最多的 35 剂。

【出处】夏咸靖．甘肃中医院学报，1998，15（2）：12

8. 单方溪黄草

【组方】鲜溪黄草根 200 克。

去其筋，捣成细末，加入淘米水 400 毫升，用纱布过滤，去渣取汁，放入白糖 90 克，嫩甜酒汁 100

毫升，加热分作 2 天服，每日 2 次，儿童剂量减半，每 4 剂为 1 疗程。

【功用】清热利湿，凉血行瘀。适用于急性黄疸型肝炎。

【疗效】共治疗 300 例，结果 1 个疗程治愈 165 例，2 个疗程治愈 126 例；显效 9 例。治愈率 97%。

【出处】秦雪峰. 陕西中医，1994，15（1）：26

9. 板蓝根解毒汤

【组方】板蓝根 20~30 克，连翘 20~30 克，茵陈 20~30 克，蒲公英 15~20 克，丹参 15~20 克，白茅根 15~20 克，当归 12~15 克，龙胆草 6~9 克，焦三仙各 12 克，甘草 6 克。

水煎 2 次，分 3~5 次服，每日 1 剂。7 岁以下小儿剂量酌减。

【功用】清热利湿解毒，凉血活血养血。适用于小儿急性肝炎。

【加减】体温超过 38.5℃者加柴胡、葛根；恶心较重者加半夏、藿香；黄疸指数高于 60 单位者加金钱草，或赤芍、葛根；经治疗 SGPT 下降，黄疸消退，而麝浊、麝絮明显阳性者［TTT9 单位以上，TFT（++）以上］主方中去蒲公英、龙胆草、茵陈、白茅根，加黄精、郁金、泽泻；服主方 1 个月 SGPT 仍未降至正常者，主方中去丹参、当归、龙胆草，加葛根、升麻、白芍。

【疗效】共治疗 262 例，治愈 202 例，占 77.1%；基本治愈 49 例，占 18.7%；有效 8 例，占 3.1%；无效 3 例，占 1.1%。其中服本方 2 周主要症状、体征消失，肝功能全部恢复正常者 69 例，占 26.3%。服本方 3 周达到临床基本治愈标准者 158 例，占 60.3%。

【出处】蒋森．山西中医，1988，4（1）：22

10. 加味茵陈蒿汤

【组方】绵茵陈 30 克，生山栀 10 克，板蓝根 10 克，生大黄 5 克（后下），蒲公英 15 克。

煎汤代茶饮，煎药时间不宜太长。1 日 1 剂，30 天为 1 疗程。

【功用】清热解毒，利湿退黄。适用于小儿急性传染性肝炎。

【疗效】共治疗 378 例，结果痊愈 372 例，好转 6 例。平均退黄 5.6 天；肝功能恢复正常 20~40 天。

【出处】吴声宏．上海中医药杂志，1987，（9）：17

11. 大黄赤芍汤

【组方】大黄 25~50 克，赤芍 30~60 克。

水煎 250 毫升，每日服 1 剂，大便保持每日 2~3 次。另：配合西药保肝利胆药。

【功用】清热利胆，活血化瘀。适用于高黄疸病毒性肝炎。

【疗效】共治疗 50 例，治愈 41 例，占 82%；有效 8 例，占 16%；无效 1 例，占 2%。

【出处】华玉瑛，等．山东中医杂志，1992，11（1）：20

12. 赤黄汤

【组方】赤芍 60 克，大黄 30 克，金钱草 30 克，茵陈 15 克，川朴 12 克，枳壳 12 克，当归 9 克，甘草 9 克。

以上药物加水 500 毫升，煎至 250 毫升（大黄后下），每日 1 剂，饭后顿服。14 天为 1 疗程。

【功用】清热利胆，凉血祛瘀，疏肝理气，健脾化湿。适用于高度黄疸型肝炎。

【疗效】共治疗 61 例，治愈 58 例，占 95.1%；显效 2 例，占 3.3%；无效 1 例，占 1.6%。总有效率为 98.4%。黄疸指数及血清总胆红素恢复正常最快 14 天，最慢 38 天，平均 28.5 天；降转氨酶最快 16 天，最慢 40 天，平均 29.5 天；临床症状恢复最短 10 天，最长 34 天，平均 24 天。

【出处】简光富，等．福建中医药，1989，20（2）：29

13. 赤栀黄煎剂

【组方】赤芍90克，栀子30克，大黄9克。

水煎45分钟，取汁150~200毫升，日服1次。

【功用】清热利湿，活血凉血。适用于病毒性肝炎重度黄疸。

【疗效】共治疗60例，其中血清胆红素（SB）显效34例，有效18例，无效8例，总有效率86.7%；ALT显效32例，有效18例，无效10例，总有效率83.3%。

【出处】徐江海，等．河南中医药学刊，1999，14（3）：32

14. 健肝汤

【组方】生黄芪20克，丹参20克，白术12克，枸杞子12克，当归10克，柴胡10克，太子参15克，郁金15克，赤芍15克，白芍15克，茵陈15克，白花蛇舌草30克，生麦芽30克。

每日1剂，早晚各煎服1次，1个月为1个疗程。

【功用】疏肝健脾，养营活血，清热利湿。适用于慢性乙型肝炎。

【加减】黄疸明显者去生黄芪，加泽泻15克，并加重茵陈用量；腹胀明显者加枳壳 10 克，炒莱菔子 15 克；失眠者加酸枣仁 20 克；肝脾肿大者加桃仁、红花各 10 克。

【疗效】共治疗 156 例，结果显效 40 例，占 26%；有效 84 例，占 53%；好转 27 例，占 17%；无效 5 例，占 4%。总有效率达 96%。

【出处】高居芳．安徽中医学院学报，1996，15（4）：17

15. 实脾疏肝方

【组方】党参 30 克，白术 15 克，茯苓 20 克，甘草 6 克，泽泻 20 克，仙灵脾 15 克，柴胡 15 克，白芍 12 克，丹参 30 克，郁金 15 克，七叶一枝花 15 克，夏枯草 20 克，虎杖 20 克。

每日 1 剂，水煎 2 次，早晚分服。30 天为 1 疗程。

【功用】实脾疏肝，清热利湿。适用于慢性肝炎。

【加减】胸闷不寐加陈皮 6 克，法夏 10 克；大便溏加火炭母草 30 克；纳差甚加布楂叶 15 克；胁痛明显加素馨花 9 克，白背叶根 30 克；瘀血明显加三七（研、冲）2 克；黄疸去仙灵脾，加茵陈、鸡骨草各 30 克。小儿及年老体弱者药量酌减。

【疗效】共治疗 346 例，临床治愈 179 例，占

51.7%；显效 95 例，占 27.5%；好转 42 例，占 12.1%；无效 30 例，占 8.7%。总有效率 91.3%。治疗后 HBsAg 阴转为 31/186（16.7%），HBeAg 阴转 54/86（62.8%），抗 HBc 阴转 19/186（10.2%）。

【出处】何开发，等．辽宁中医杂志，1994，21（6）：262

16. 扶正泄浊汤

【组方】黄芪 30 克，白术 10 克，茯苓 15 克，丹参 30 克，黄精 15 克，茵陈 15 克，蛇舌草 15 克，紫草 15 克。

每日 1 剂，煎 2 次，早晚分服，2 个月为 1 疗程。

【功用】健脾益气，清热利湿，凉血活血。适用于乙肝病毒无症状携带者。

【加减】肝郁气滞，两胁隐痛者加柴胡 8 克，佛手片 10 克；肝阴亏虚者加生地 15 克，枸杞子 15 克；脾虚者加怀山药 30 克，薏苡仁 30 克，炒麦芽 15 克；湿热明显者去黄精，加佩兰叶 15 克，炒栀仁 8 克；阳虚者加巴戟天 10 克，补骨脂 10 克。

【疗效】治疗前 106 例乙肝表面抗原、e 抗原、核心抗体均阳性，俗称"大三阳"，治疗后 24 例乙肝表面抗体阳性，63 例 e 抗原阳转阴、e 抗体阴转阳，19 例仍为"大三阳"。

【出处】王鹏飞. 江苏中医, 2001, 22 (5)：24

17. 加味三参汤

【组方】苦参 15 克, 丹参 30 克, 玄参 15 克, 茵陈 30 克, 柴胡 12 克, 田基黄 18 克, 马鞭草 15 克, 赤芍 20 克, 茜草 20 克, 半枝莲 15 克, 板蓝根 30 克, 溪黄草 15 克, 白术 15 克, 黄芪 20 克, 白花蛇舌草 30 克, 三七粉 10 克, 甘草 9 克。

每日 1 剂, 30 天为 1 疗程, 均经 4 个疗程治疗。

【功用】健脾扶正, 益气养阴, 解毒祛湿, 疏肝化瘀。适用于丙型病毒性肝炎。

【疗效】共治疗 360 例, 临床治愈 245 例, 占 68.1%；显效 78 例, 占 21.7%；有效 30 例, 占 8.3%；无效 7 例, 占 1.9%。总有效率 98.1%。抗-HCV 转阴为 245 例/260 例 (68.1%)。

【出处】李付春. 河南中医, 1997, 17 (2)：104

三、外治方药举隅

1. 苦杖散

【组方】苦参、虎杖等份。

共研极细粉末, 每用 0.2 克, 分 4 等份。每 5 天清晨饭前将鼻腔清除干净, 然后取 1 份, 分吹入两鼻孔中, 使药粉达中鼻道, 30 分钟 1 次, 连用 4 次, 1

月为 1 疗程。

【功用】清热利湿解毒。适用于小儿急性黄疸型肝炎。

【疗效】共治疗 106 人，结果显效 96 人，占 90.56%；有效 10 人，占 9.44%。平均治疗 38.6 天。

【出处】蔡先芝，等．北京中医药，1990，（5）：25

2. 乙肝转阴膏穴贴方

【组方】柴胡 500 克，白术 500 克，白花蛇舌草 500 克，泡桐叶 500 克，贯众 500 克，虎杖 500 克，羊胆汁 100 克，吴茱萸 30 克。

上药依法制成流浸膏，贮于瓶内。用时摊于纸上（成人用纸 5 厘米×5 厘米，膏重 4 克；儿童用纸 3 厘米×3 厘米，膏重 2 克），随即贴于患者神阙穴上，继以热水袋热敷贴处 30 分钟（1 日 2 次）。24 小时更换 1 次膏药。

【功用】疏肝健脾，清热解毒。适用于无症状的乙型肝炎病毒携带者。

【疗效】32 例经治后，HBsAg 阴转率为 46.8%，HBeAg 的阴转率为 73.3%，抗-HBc 的阴转率为 44%，抗 HBe 的阳转率为 57.1%。

【出处】毛新宽．安徽中医学院学报，1993，12

（3）：19

3. 愈肝膏

【组方】斑蝥 20 克（米炒去头、足、翅，研末），雄黄 20 克（研末），猪胆汁 60 克，蜂蜜 100 克，麝香 2 克（研末密封保存）。

先将胆汁、蜂蜜文火煎沸，去渣，再入斑蝥、雄黄、麝香，搅匀后收膏，贮瓶内备用。将愈肝膏 1 克摊在伤湿止痛膏粘性面正中（约 2 厘米×2 厘米大小），再贴于穴位［①足三里（双）、腹哀（右）；②阳陵泉（双）、日月（右）；③阴陵泉（右）、脾俞（双）］上。7 至 10 日 1 次，1 次 1 组穴，3 组穴交替使用，3 次为 1 疗程。

【功用】清热解毒，活血祛瘀。适用于小儿病毒性肝炎。

【疗效】共治疗 56 例，除 1 例中断治疗外，其余均在 2 个月内治愈。

【出处】任大昌．四川中医，1985，（6）：35

4. 茵陈金钱栀子汤

【组方】茵陈 50 克，金钱草 30 克，栀子 10 克，赤芍 30 克，丹参 15 克，郁金 12 克，葛根 15 克，生大黄 12 克（后下），枳壳 10 克，香附 10 克，白术 10 克，茯苓 10 克。

水煎浓缩至 200 毫升，40℃左右，保留灌肠。15
天为 1 疗程。

【功用】清热利湿，解毒化瘀，疏肝利胆。适用
于肝炎后高胆红素血症。

【疗效】共治疗 37 例，显效 31 例，有效 6 例，
无效 0 例。总有效率 100%。

【出处】马善桐，等．湖南中医药导报，2001，7
（3）：110

5. 肝炎贴膏

【组方】山豆根、板蓝根、白花蛇舌草。

上约制成贴膏 3 贴，贴敷穴位：足三里，三阴
交，肝炎穴、肝俞、脾俞、肾俞六个穴位，隔日 1
次。1 疗程 3 个月。

【功用】清热解毒。适用于无症状 HBsAg 携带者。

【疗效】共治疗 50 例，HBsAg 阴转 11 例，占
22%；有效 15 例，占 30%；无效 24 例，占 48%。总
有效率 52%。HBeAg 阳性 24 例，阴转 10 例，占
41.66%；无变化 14 例，占 58.33%。

【出处】李滁新，等．山西中医，1989，5
（6）：22

6. 大黄水煎液灌肠

【组方】生大黄片 40~50 克。

加水 300 毫升浸泡 30 分钟后，文火煎取浓缩至 150 毫升，待温热后用注射器抽取，低压缓慢注入直肠。每日 1 次，疗程 1 周。

【功用】清热解毒攻下。适用于重症肝炎腹胀。

【加减】湿热重者加猪苓 30 克，热毒盛者加虎杖 30 克，疑似肠道细菌混合感染者加黄连 20 克。

【疗效】共治疗 32 例，显效 8 例，占 25%；有效 13 例，占 40.6%；无效 11 例，占 34.4%。总有效率 65.6%。

【出处】陈向荣. 江苏中医，1994，15（9）：9

7. 重肝合剂

【组方】大黄、黄连、蒲公英、枳实、厚朴。

上方制成 3 克/毫升浓度的合剂。用前嘱患者排空肠道或清洁灌肠，取重肝合剂 150 毫升，加入食醋 50 毫升，做高位保留灌肠，保留 1～2 小时，每日 2 次。配以护肝治疗 3 周后统计疗效。

【功用】清热解毒，通腑泻下。适用于重型肝炎。

【疗效】共治疗 30 例，显效 16 例，占 53.33%；有效 9 例，占 30%；无效 4 例，占 13.3%；死亡 1 例，占 3.33%。总有效率 83.33%。治疗后 TBIL、ALT、ALB、PT 均有明显改善。

【出处】曾岳祥，等. 中国中医急症，2003，12

（2）：123

四、其他特色疗法选录

1. 针刺疗法

【选穴】足三里、至阳、三阴交。

【操作】采用毫针，足三里针 1 寸许，三阴交进针 5 分许，提插捻转行针，平补平泻得气后留针 50 分钟；起针后，用艾条在足三里、至阳二穴上灸 10~15 分钟，以皮肤灼热发红为度。隔日 1 次，40 次为 1 疗程。1 个疗程后休息 7 天，再进行下一个疗程。当 3 个疗程后行血清复查。随访 1 个月（针具个人专用）。

【功用】扶正祛邪。适用于乙型肝炎。

【疗效】139 例中有 87 例 HBsAg、HBeAg 及 NBDNA 均转阴，而抗 HBs 转阳为痊愈，占 62.59%；有 11 例 HBsAg 虽呈阳性，而 HBeAg 和 NBDNA 两项转阴，抗 HBe 转阳，且临床体征明显好转，为有效占 7.91%；总有效率为 70.5%；无效 41 例占 29.5%。

【出处】穆宏志，等．中国针灸，2002，22（5）：303

2. 针刺华佗夹脊穴

【选穴】华佗夹脊穴

【操作】针刺华佗夹脊穴（自第 1 胸椎至第七腰

椎共 17 对）。患者端坐，华佗夹脊穴常规消毒，用 5 分或 1 寸毫针，刺 3~5 分深，速刺放血，最好每个穴都有少量渗出血，如所针穴位出血不理想，可用酒精棉球试擦，以助出血，每日可隔日针 1 次，10 次为 1 疗程。

【功用】振奋阳气，激发卫阳。适用于单纯乙型肝炎表面抗原阳性患者。

【疗效】240 例表面抗原阳性者全部转阴。

【出处】张连成，等．中国针灸，1994，（6）：14

3. 穴位天灸发泡法

【选穴】1. 至阳、膈俞（双）、三阴交（双）；2. 大椎、胆俞（双）、阳陵泉（双）。

【操作】随机分为两组。天灸膏用中药斑蝥磨粉，白凡士林调膏。每次选用 2 个穴位点敷贴斑蝥膏，灸泡直径控制在 2~3 厘米之间，发泡后用医用创可贴外敷，让其自然吸收。5 日 1 次，两组穴位交替使用，共 6 次。对照组用鲁米那每次 30g，日 3 次口服。

【功用】清利肝胆湿热，活血化瘀，调补肝肾，通利小便。适用于除黄疸指数异常外，ALT、AST 正常且维持 2 周以上，其他临床症状轻微，并排除肝外梗阻性黄疸者。

【疗效】治疗组 33 例，治疗组血清总胆红素治疗

15 日、60 日、180 日后与对照组比较均有显著性差异（$P<0.01~0.05$）。

【出处】林咸明．中国中医药信息杂志，2002，9（12）：48

4. 艾灸神阙穴疗法

【选穴】神阙穴。

【操作】在综合治疗基础上，病人取仰卧位，暴露脐部，确定神阙穴（即肚脐）。取新鲜生姜，切成厚约 3~5 毫米片状中间以针刺数孔将 20 厘米长艾条截成 4~5 段，一端点燃置于生姜片上即隔姜灸。患者局部有温热感而无灼痛感为宜，待艾条燃尽，除去灰尘，复加艾条再灸，每次 15~30 分钟，每日 1~2 次。

【功用】培元固本，回阳救逆，补益脾胃，理气和肠。适用于重型肝炎所引起的持续性腹胀。

【疗效】共治疗 28 例，显效 10 例，有效 12 例，无效 6 例。有效率 78.6%。

【出处】沈轶群，等．浙江中西医结合杂志，2005，15（12）：746

5. 俞募配穴法

【选穴】以肝俞、期门、胃俞、中脘、气海俞、足三里、三阴交、四关为主穴。

【操作】患者取俯卧位，以直径 0.35 毫米，长度

40 毫米的毫针，再以 35 度角刺于肝俞、胃俞、气海俞，行平补平泻法，留针 20 分钟后加拔火罐；再取仰卧位，斜刺于期门，直刺于中脘、足三里、三阴交、四关，留针 20 分钟。隔天 1 次，10 次为 1 疗程。

【功用】疏肝和胃，理气滋阴。适用于肝炎后综合征。

【加减】兼瘀血者，加膈俞、地机；兼湿热者，加三焦俞、阴陵泉；兼阳虚者，加大椎、关元。

【疗效】20 例病人中，经 2 个疗程治疗，显效 7 例，占 35%；有效 11 例，占 55%；无效 2 例，占 10%。总有效率 90%。

【出处】刘琪．新中医，1999，31（11）：23

6. 电针穴位疗法

【选穴】足三里、三阴交。

【操作】治疗组取双侧足三里、三阴交穴，用毫针刺入，捻转得气后接 G6805 电针治疗仪，频率用疏密波（2Hz），强度以病人耐受为度，留针 30 分钟，1 次/天，10 天为 1 个疗程，共治疗 2 个疗程。

【功用】扶正固本，调理脾胃，活血通络。适用于病毒性黄疸型肝炎。

【疗效】观察患者主要症状消退时间、肝功能复常时间、病毒（HBV-M）变化、免疫学指标（E—玫瑰花结形成率、IgA、IgG、IgM）变化等，总有效率为 93.75%。

【出处】王法治，等．中西医结合肝病杂志，2002，12（1）：33

7. 氦氖激光疗法

【选穴】肝俞、胆俞、关元、中脘、太溪、足三里、三阴交。

【操作】80 例患者在维生素、利肝丸等保肝综合治疗基础上加用 He-Ne 激光针灸治疗。采用两条导光光纤光端直接照射。2~4 个穴位交替照射，每次照射 10~20 分钟，20 天为 1 个疗程。

【功用】激发经气，疏通经络，运行气血，调和阴阳，扶正固本，疏肝利胆，调节脾胃。适用于慢性乙型病毒性肝炎。

【疗效】80 例患者经 He-Ne 激光照射后临床症状改善 18 例，有效率 22.5%，症状消失 62 例，显效率 77.5%。总有效率 100%。肝功能恢复正常 51 例。经 He-Ne 激光照射后，HBeAg 转阴率 43.9%（29/66），HBV2DNA 阴转率 23.8%（5/21）。

【出处】王淑慧．中华物理医学与康复杂志，1999，21（3）：192

8. 穴位注射疗法

【选穴】足三里穴。

【操作】足三里穴位常规消毒，用 A22b 干扰素 100 万 u（商品名安福隆），生理盐水 1 毫升稀释后用 2.5 毫升注射器刺入足三里，深约 1 寸，运针使局部出现酸、麻、重、胀感觉后，缓慢推入药液，双足交替注射。每日 1 次，连用 6 个月。1 周后隔日 1 次。每月检查肝功能、血常规 1 次。每 3 个月复查 1 次乙肝三系、ALT。

【功用】扶正固本。适用于慢性肝炎。

【疗效】共治疗 115 例，应答 68 例，无应答 47 例。

【出处】斯旭平. 浙江中西医结合杂志，2003，13（3）：185

五、中医药治疗的优势

中医治疗病毒性肝炎特别是乙型肝炎，与西医治疗比较，具有以下几点优势：一是改善临床症状明显。肝炎的主要症状是黄疸、胁痛、食欲不振、神疲乏力、脘腹胀满、恶心呕吐、大便溏泄、夜寐不安等，中医通过辨证分型，有针对性地运用清热利湿、疏肝理气、健脾助运、活血化瘀、滋养肝肾等法，常能迅速改善乃至消除自觉症状，尤其是退黄、减轻消化道症状更为显著；二是对肝功能的恢复，如降低谷丙转氨酶等，中医在辨证论治的基础上，加入垂盆草、五味子、半枝莲之类，每能收到良好的效果。近年各地报道不少验方能有效地防止和减轻肝纤维化，阻止其向肝硬化发展，并得到实验研究的证实。凡此，说明中医中药在抗炎保肝即消除或减轻肝细胞炎症、坏死以及肝组织病理损伤的修复方面具有一定的优势；三是乙型肝炎的发生和发展不仅是由于感染了乙肝病毒（病原），与机体免疫功能失调也有密切的关系，大量临床和实验研究表明，中医中药既能杀灭或抑制病毒，又对机体免疫功能有着双向调节作用，即所谓"标本兼顾"，这不能不说也是中医的优势所在。此外，在本病的恢复阶段，中医中药的健脾益气、滋阴养血、补养肝肾等法，对增进食欲、增强体力等有良好的作用，这是西医所欠缺的。

六、小结与展望

中医中药治疗病毒性肝炎，大多采取传统的辨证论治方法，但也涌现出为数众多的单方验方，特别是广大农村和偏僻山区，常就地取材地应用草药。从目前临床情况来看，《伤寒论》和《金匮要略》治疗黄疸的茵陈蒿汤、栀子柏皮汤、茵陈五苓散等，仍为广泛采用。后世的逍遥散、血府逐瘀汤、甘露消毒丹、柴胡疏肝散、胃苓汤等方，亦较常用。至于具体用药，我们对所搜集的资料做了大略统计，解毒利湿药中的虎杖、白花蛇舌草、大黄、黄芩、栀子、金钱草、泽泻，疏肝理气药中的柴胡、郁金、白芍、陈皮、枳壳，活血化瘀药中的丹参、赤芍、当归，软坚散结药中的鳖甲、穿山甲，补益药中的甘草、黄芪、党参、枸杞、五味子、生地，是治疗病毒性肝炎的常用药物，其中五味子、垂盆草等降酶单方，很值得临床重视和深入研究。这里尤其值得指出的是，国内著名中医肝病专家关幼波教授提出的"治黄必活血，血行黄易却；治黄需解毒，毒解黄易除；治黄要治痰，痰化黄易散"的名论，对于提高本病特别是淤胆型肝炎和重度黄疸型肝炎的疗效起到了积极的作用。目前中医中药对于重症肝炎的临床疗效尚不理想，如对腹水、肝性昏迷、门静脉高压引起的上消化道出血等危重症状，颇感鞭长莫及，缺乏速效、高效的药物。今后必须在这些方面有所突破，临床疗效才能得到进一步改观。（录自王英、盛增秀主编的《常见优势病种治法集粹》人民卫生出版社 2009 年 12 月出版，本文做了调整与修改）